자석으로 지키는 건강법

자석을 알면, 건강이 보인다

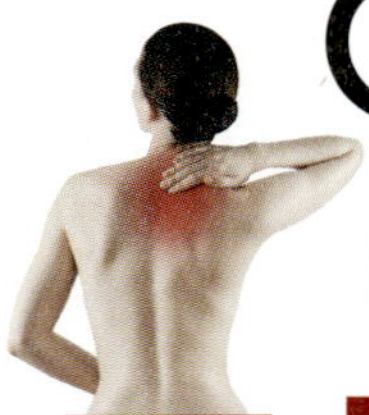

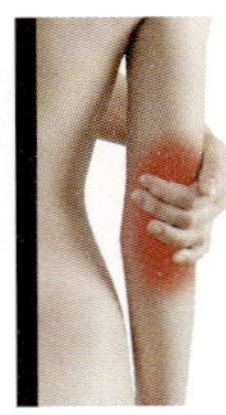

지은이 양한조 외 — 한국웰니스연구협회

스스로 내 병을 고칠 수 있는 자석 건강법

감기, 오십견, 소화불량 등 60여 개의 증상
12가지 혈 자리로 간편하게 내 건강을 지킬 수 있다!

(주)라이프사이언스
Life Science Publishing Co.

국립중앙도서관 출판예정도서목록(CIP)

자석을 알면, 건강이 보인다 : 자석으로 지키는 건강법
지은이 : 양한조, 김경철, 곽이섭, 김정국. – 서울 : ㈜라이프사이언스, 2016
p. ; cm

권말부록: 오행자금 금색 사용법
색인수록
ISBN 978-89-6154-248-7 13510 : ₩18,000

건강법[健康法]
침구학[鍼灸學]

519.9-KDC6
615.892-DDC23 CIP2016024211

자석으로 지키는 생활 속의 건강

자석을 알면, 건강이 보인다

지 은 이 : 양한조, 김경철, 곽이섭, 김정국
1판 1쇄 : 2016년 10월 25일
펴 낸 이 : 김 효 중
펴 낸 곳 : (주)라이프사이언스
서울시 광진구 뚝섬로 35길 9(자양동, 한라상가 A동 303호)
전 화 : (02) 447-6211
팩 스 : (02) 447-3851
이 메 일 : life@lifescience.co.kr
홈페이지 : www.lifescience.co.kr
ISBN : 978-89-6154-248-7 13510

신고번호 : 제1998-2호
값 : 18,000원

* 오행자금 자석 건강법 강좌나 내용에 관한 문의는
한국웰니스연구협회(이메일 hanji88@daum.net, 전화 051-317-9006)으로 해주시기 바랍니다.

주요 차례

지은이 말

돈을 잃어버리는 것은 조금 잃어버리는 것이고, 명예를 잃어버리는 것은 많이 잃어버리는 것이며 건강을 잃어버리는 것은 전부를 잃어버리는 것이라고 하여 건강은 우리 모두의 바람이며 목적이다.

우리나라도 평균수명이 많이 늘어나 고령화 시대를 맞았지만 늘어난 수명에 비하여 건강 수명은 약 10년이 짧다고 한다. 많은 사람들이 인생의 마지막에는 노화로 인한 질병에 시달리며 시간과 경비를 허비하게 된다는 뜻이다.

필자 역시 건강관리를 제대로 하지 못한 탓에 비교적 젊은 나이에 건강을 잃어버렸고, 여러 가지 만성질환을 앓으며 여러 가지 방법으로 치료 받은 것이 계기가 되어 부항과 쑥뜸을 동시에 할 수 있는 '부뜸이' 라는 기구를 발명하였다. 내 건강을 지키기 위한 목적이었는데 우연한 기회로 제품으로도 출시하게 되면서 나 자신과 가족은 물론 고객분들, 양로원이나 박람회 등에서 많은 분들이 경험해보시고 통증이 완화되고 생활 습관으로 인한 질병이나 만성질환이 없어졌다는 이야기를 해주셨다.

'부뜸이' 라는 기구를 출시한 것을 시작으로 그 후 약 15년 가까이 동양의학에 심취하여 다양한 제품을 경험하며 몸의 변화를 관찰하는 과정에서 생체 자기장의 흐름을 자석으로 조절 가능하다는 것을 알게 되었다. 그래서 자석을 혈 자리에 사용해보았더니 신체의 리듬이 쉽게 바뀌었고, 몸의 증상이나 병의 원인에 해당되는 혈 자리에 자극을 주었을 때는 몸에 있던 증상이 쉽게 완화되는 것을 경험하였다.

자석의 특성을 이용하여 우리 몸에 활용할 수 있는 방법을 고민하다가 자석의 N극과 금의 성질, 자석의 S극과 금이나 백금의 성질을 융합하여 사용하는 것에 대해 특허를 등록 완료하였고 '오행자금' 이라는 이름으로 출시하였다. 그리고 '오행자금'을 동양의학에서 대표적인 침 법으로 여겨지는 사암침법이나 동씨침법에 응용하여 사용해 보았다. 사암침법이나 동씨침법의 경우, 혈 자리의 종류가 많아 동양의학에 지식이 없는 사람들이 사용하기에는 어려운 점이 많다. 누구나 간편하고 쉽게 사용할 수 있었으면 좋겠다는 바람이 생겨 기존의 여러 가지 침구법뿐만 아니라 통증 유발점 등 필자가 경험해본 것들을 바탕으로, 몸의 증상에 따라 혈 자리에 자극을 주는 것으로 비교적 쉽고 간편하게 증상을 완화시킬 수 있는 방법을 정리하여 이 책에 담았다.

이 책에 담은 혈 자리는 복잡하지 않아 그림을 참고하면 누구나 쉽게 이해할 수 있도록 정리하였다. 자석 의료기기인 오행자금이나 일반 자석을 활용하여 몸에 통증이 있을 때 간편하게 활용할 수 있다. 그 효능이 뛰어나 앞으로 많은 사람들에게 보급되어 건강에 도움이 되었으면 하는 바람이다. 오행자금과 이 책을 계기로 앞으로 건강에 도움이 되는 다양한 제품이 출시되고 다양한 방법이 소개되기를 기대하며 『자석을 알면, 건강이 보인다』를 통하여 많은 사람들이 건강을 되찾고 건강 수명을 유지하는 데 도움이 된다면 필자에게는 이것 자체로 보람이고, 감사이며, 기쁨이 될 것이다.

오행자금으로 생체 자기장을 조절하며 몸에 나타나는 변화를 관찰해보니 조물주가 만든 인체의 신비로움에 다시 한 번 감탄하며 숙연해진다. 한결 같은 응원을 아끼지 않은 가족들과 친지들, 오랜 시간 동안 아낌없는 조언을 해주신 동의대학교 한의과대학 김경철 교수님과 이정원 교수님께 지면을 빌어 감사의 인사를 드리고 싶다. 또 이 책을 소개할 수 있도록 도움을 주신 '한국웰니스연구협회' 분들께도 감사의 마음을 전하고, 무엇보다 그 동안 필자에게 자신들의 몸의 불편한 증상과 통증 완화의 경험을 기꺼이 나누어주신 수많은 분들이 계셨기에 『자석을 알면, 건강이 보인다』를 소개할 수 있게 되었다고 생각한다. 한 분 한 분 떠올리며 감사의 마음을 보낸다. 끝으로 이 책이 나오기까지 물심양면으로 애써 주신 ㈜라이프사이언스 김효중 사장님과 관계 직원 여러분께 진심으로 감사의 뜻을 전한다.

2016년 가을

한국웰니스연구협회 회장 **양 한 조**

차 례

자석으로 지키는 생활 속의 건강

자석을 알면, 건강이 보인다

INTRO

자석, 제대로 알아보자!

1. 자석이란?

1) 자석의 개념

자석은 철을 끌어당기는 돌이라는 뜻을 가지고 있다. 그러나 자석이 철을 끌어당기는 이유는 전자기학이라는 학문이 정립된 19세기 이후에 설명이 가능해진 것으로, 그 이전에는 자석에 관해서는 주로 이들의 특성을 이용한 나침반의 제작과 관련된 내용들이 주류를 이루었다. 지구상에서 방향을 알려주는 도구인 나침반은 자석의 서로 다른 두 극이 남북 방향을 가리키는 성질을 이용해 방향을 알아내도록 고안된 장치로, 중국에서는 역사의 시조인 황제(黃帝) 때(B.C. 27세기)까지 그 기록이 거슬러 올라간다. 자석이 남북 방향을 가리키는 것은 자석과 지구 주위에 자기장이 형성되어 있기 때문인데, 자기장은 항상 N극에서 나와서 S극으로 들어가는 성질을 가진다. 서로 상반된 성질을 가지는 자석의 두 극을 N극과 S극으로 부르는 이유는 나침반에서 N극이 지구의 북쪽을 가리킨다 하여 북쪽(North)의 N을 따서 N극이라 하고, S극은 지구의 남쪽을 가리킨다하여 남쪽을 뜻하는 영어 단어의 South에서 S를 따서 S극으로 부르는 것이다.

2) 자기장이란?

자기장이란 자석 주위에 자기력이 발생하는 공간이다. 자석의 같은 극을 가까이 대면 붙지 않아도 서로 밀어내는 힘이 생기고, 반대의 극을 서로 가까이 대면 끌어당기는 힘이 생긴다. 이때 자석 주위에 힘이 생기는 공간이 자기장이다.

그리고 이런 자기적인 현상에 의해 발생되는 힘이 자기력이다. 자기력은 물질 내 분자들을 보통 때보다 더 정렬된 방식으로 만드는데 각각의 분자가 순차적으로 정렬된 상태가 된다. 자기장이 있으면 각각이 연계되어 한 방향으로 도열하게 되는 것이다. 그래서 자기력이 있는 철 막대기는 그 전체가 자성이 띠도록 변하는 것이다.

3) 자석의 종류

자석은 분류하는 기준에 따라 다양한 종류로 나눌 수 있다.

먼저 그 형태에 따라 나누면 막대 모양의 막대 자석, U자형의 말굽 자석, 봉자석, 고무 자석, 링 자석, 액체 자석 등으로 나눌 수 있다. 나침반과 같이 소형의 영구 자석을 수평면에서 자유롭게 회전할 수 있게 한 자침도 있다. 포함되는 성분에 따라 구분해보면 페라이트 자석, 알니코 자석, 희토류계 자석이 있다.

외부 자기장에 의한 자성을 기준으로 하면 일시 자석과 영구 자석으로 구분된다. 인공으로 강철에 자성을 주어 만든 자석인 영구 자석, 전기의 힘을 이용한 일시 자석인 전자석이 있다. 영구 자석은 일단 자성을 가지면 외부 자기

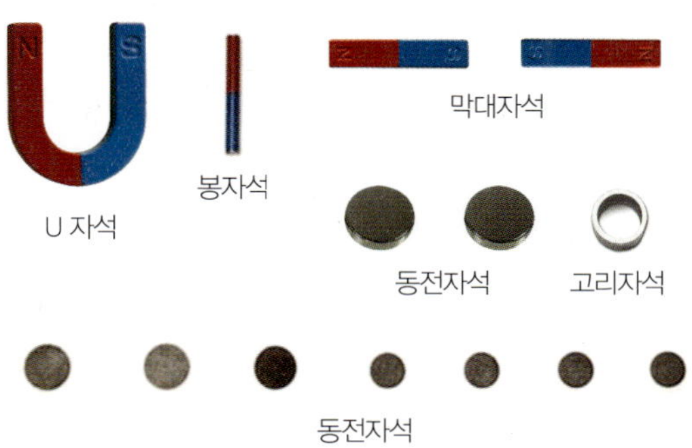

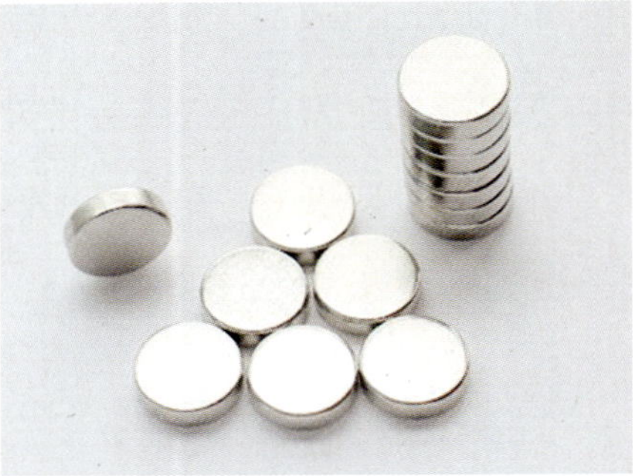

점자석(spot magnets)

장을 제거해도 장기간 자성을 보유하는 것인 반면 일시 자석은 전자석의 철심과 같이 외부 자기장을 제거하면 자성이 없어지는 것다. 일시 자석으로 원형회로의 자기작용을 이용한 자석이 1820년 프랑스의 아라고에 의해서 발명된 전자석(電磁石)이다. 이 자석은 연철심 둘레에 전기가 통하지 않는 코일을 여러 겹 감은 것인데, 코일에 전류를 통했을 때만 자기력이 나타나는 일시자석이지만, 영구자석보다 강한 자기력을 얻을 수 있다. 또 전류의 세기에 따라 자기력의 세기를 조절할 수 있는 이점이 있다. 이와 같은 이유로 전자석은 전화기의 수화기를 비롯하여, 크게는 입자가속기 같은 강한 자기장을 필요로 하는 분야까지 널리 응용된다.

4) 자석 치료

자석을 치료에 이용한 사례는 동서양을 막론하고 그 역사가 깊다. 먼저 동양에서는 약 2천 년 전 중국 한나라 시대의 사마천은 사기에 자석을 약재로 사용했음을 보여주는 기록을 남긴 바 있고, 2세기의 약초 전문서적인 『신농본초경』

에서부터 16세기 명나라 이시진의 『본초강목』 에 이르기까지 오랜 세월에 걸쳐 많은 기록을 볼 수 있다. 또한 자력을 환자의 체표에 붙여 질병을 치료했던 방법 또한 중국에서 일찍이 시작되었는데, 송나라 엄용화의 제생방과 양자영의 직지방에 자석을 이용하여 치료한 기록이 남아 있다. 그리고 서양에서도 자석을 인체의 치료에 이용한 기록이 있는데, 최근 세계 각국에서 자장을 이용하여 건강관리를 하거나 치료하는 사례가 늘고 있다. 기원전 2세기 설사약으로 사용되기 시작하여 관절, 비장과 간장의 기능장에, 황달 등의 병증을 치료한 기록이 남아 있고, 1815년에는 파리에 자석치료학회가 설립되기도 하였다.

그렇다면 자석은 어떻게 우리 몸에 작용한다는 것일까.

그 이야기를 하기 전에, 먼저 우리 몸에 흐르고 있는 기에 대해서 이야기해 보고자 한다.

한의학에서는 흔히 "기" 라고 말하는 기운이 "경락" 이라는 길을 따라서 인체를 순환하고 있다고 하는데, 그 동안 이 기의 실체에 대해서 많은 연구가 진행 되었다. 기가 순환하는 경로인 경락에 대한 연구 중에 가장 주목 받는 학설은 북한 김봉한 박사의 '봉한학설'이다. '봉한학설'에는 한의학에서 설명하는 경혈과 경락을 포함하는 전신에 그물처럼 분포된 순환체계를 해부학적으로 증명하여 인체에 제3의 순환체계가 있다고 주장하였다. 그러나 학설이 발표된 논문에서 실험 방법이 제시되지 않아 더 이상의 연구가 진행되지 못했으나, 최근 서울대학교 소광석 교수와 이병천 당시 연구원은 생체 내에서 경락을 염색하는 방법을 개발하여 경락의 실체를 증명하고 프리모관으로 이름지어 발표하였다. 그 동안 서양의학에서 해부학적으로 존재가 밝혀지지 않아 그

실체에 대한 과학적 근거가 부족했던 경락의 해부학적 존재가 증명된 것이다. 경락 위의 침을 놓거나 뜸을 뜨는 자리인 경혈의 존재에 대한 연구도 많이 있었는데 독일에서는 경혈이 인체의 다른 부위보다 전기 전도도가 뛰어남을 증명한 바 있다.

자석의 N극으로 혈 자리에 자극을 주었을 때는 따뜻한 기운을 침투시켜 경락의 기운을 강하게 하도록 도와준다. 그리고 자석의 S극으로 혈 자리에 자극을 주었을 때는 경락의 기운을 사하게 하여 혈 자리에 해당하는 장기의 기운이 약해지도록 도와준다. 이는 우리 몸의 수많은 질병이나 증상이 어떤 특정한 장기에 기운이 과하게 몰리거나 혹은 그 장기의 기운이 약해져서 생긴다는 한의학적 원리에 기초하고 있다. 경락의 기운을 강하게 하는데 사용되는 N극은 따뜻하게 하여 보하는 기운을 가진 금의 성질과 상호작용을 하고, 경락의 기운을 사하는데 사용되는 S극은 차갑게 하여 몸의 독소를 제거하여 사하는 기운을 가진 백금의 성질과 상호작용을 한다.

채널A 〈나는 몸신이다〉라는 프로그램에서 '자석 건강법' (2015. 4. 22)이라는 주제로 공업용 자석을 몸에 적용하는 자석 건강법을 소개하여 큰 반향을 일으킨 적이 있다. 위에서 설명한 막대자석이나 봉자석 등을 이용해도 되지만 여러 가지 불편이 있다. 이런 불편함을 감안하며 몸에 간편하게 사용할 수 있는 제품들이 나온다. 통증 완화의 목적으로 시중에서 판매되고 있는 자석 제품은 자기 빠삐방, 안아파요, 오행자금 등이 해당된다.

여러 가지 자석 제품 중 오행자금, 다나 등의 브랜드로 판매되고 있는 자석 제품은 식약처에서 통증 완화를 목적으로 하는 의료자기로 의료기기 2등급으로 허가를 받은 제품이다. 지름 6mm의 작은 크기로 반창고가 동봉되어 있어 간편하게 사용할 수 있다. N극 S극이 구분되어 있어 보법과 사법으로 활용할 수 있는 장점이 있다. 약국에서 구입할 수 있다. 이 책에서는 편의상 오행자금의 성질에 기반을 두고 여러 가지 증상에 대해 설명하였다.

자석을 알면, 건강이 보인다

CHAPTER 1

우리 몸, 제대로 알아보자
기본 건강법

12경락 전신분포 응용법

12경락 혈 자리는 1075년도 중국에서 양, 한방의 통합연구를 통해 개발된 완과침법에 우리나라 고유의 사암침법과 12경락을 응용하여 정리한 혈 자리이다.
신체를 상체와 하체로 나누고 각각 앞쪽과 뒤쪽으로 나누면 4개의 구역으로 나눌 수 있는데 각 구역마다 3개씩 신체를 12개의 경락 라인으로 나누었다.

어떤 부위에 통증이 생겼을 때, 12개의 경락 라인을 활용하여 통증을 완화시키는 방법은 다음과 같다. 오른쪽 그림을 살펴보면 먼저 인체의 앞면에서 척추를 따라서 발생하는 증상은 1구에 해당되고, 척추의 양쪽 근육 쪽에 발생하는 증상은 2구에 해당되며, 피부 쪽에 발생하는 증상은 3구에 해당되는 것을 알 수 있다. 그리고 발가락 끝에 발생하는 증상은 4구에 해당된다. 다음으로 인체의 뒷면도 앞면과 같이 구분할 수 있는데, 다만 차이점은 척추를 따라서 발생하는 증상은 1구에 해당되는 것이 아니라 6구에 해당되고 척추의 양 옆쪽으로 발생하는 증상은 2구가 아니라 5구에 해당되는 것이다. 6가지 구역을 배꼽 기준으로 상·하체로 구분한다면 인체를 총 12개의 구역으로 나눌 수 있는 것이다. 이때 인체의 각 구역에서 발생한 증상은 그 해당하는 구역의 번호에 해당하는 경락에 오행자금 백금색이나 자석 S극을 붙이면 증상이 완화되는 경험을 할 수 있을 것이다. 경락 번호는 이 책 14쪽에서 37쪽에 담겨 있다.

예를 들어 설명해보면, 인체의 앞면에서 척추를 따라 발생하는 증상의 경우, 11쪽의 전면 사용법 그림을 보면 1구에 해당하는 것을 알 수 있다. 이때 통증이 배꼽을 기준으로 상체에 발생한다면 손목 1번(14쪽)에, 하체에 발생한다면 발목1번(26쪽)에 자석 S극을 붙이면 된다. 인체의 뒷면의 경우, 척추를 따라 발생하는 증상의 경우에는 6구에 해당되는 것을 볼 수 있다. 이때 배꼽을 기준으로 상체에 발생한다면 손목6번(24쪽)에, 하체에 발생한다면 발목6번(36쪽)에 오행자금 백금색이나 자석의 S극을 붙이면 증상이 완화되는 것을 경험할 수 있다.

그리고 증상이 상체에 나타나지만 하체에 영향을 미치거나 서로 보완되는 경우에는 손목과 발목의 경락을 같이 자극하여 사용한다. 예를 들어 급성인후염이 왔을 때 손목1번인 심장 경락과 발목1번 신장 경락에 오행자금 백금색을 붙이거나 자석 S극을 붙여 사용한다.

오행자금 백금색 (자석 S극) 전면 사용법

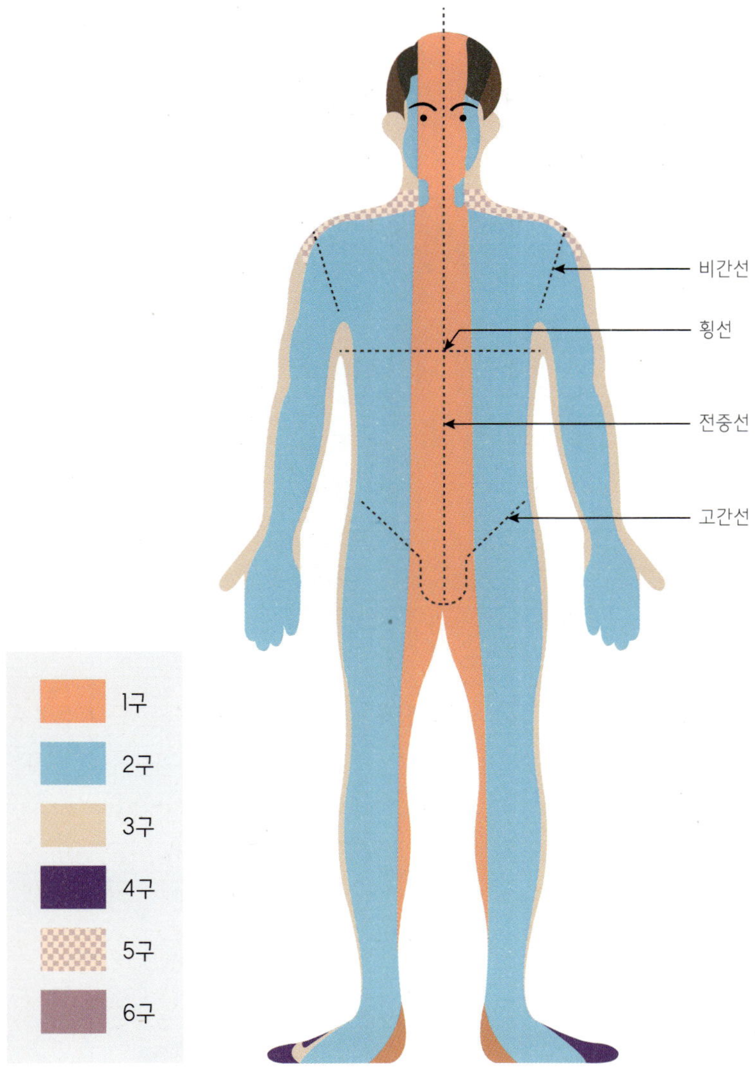

염증반응(발열. 발적. 부종통증)이 있을 때 해당하는 부위의 경락에 자석 S극을 붙여 사용한다.

오행자금 백금색 (자석 S극) 후면 사용법

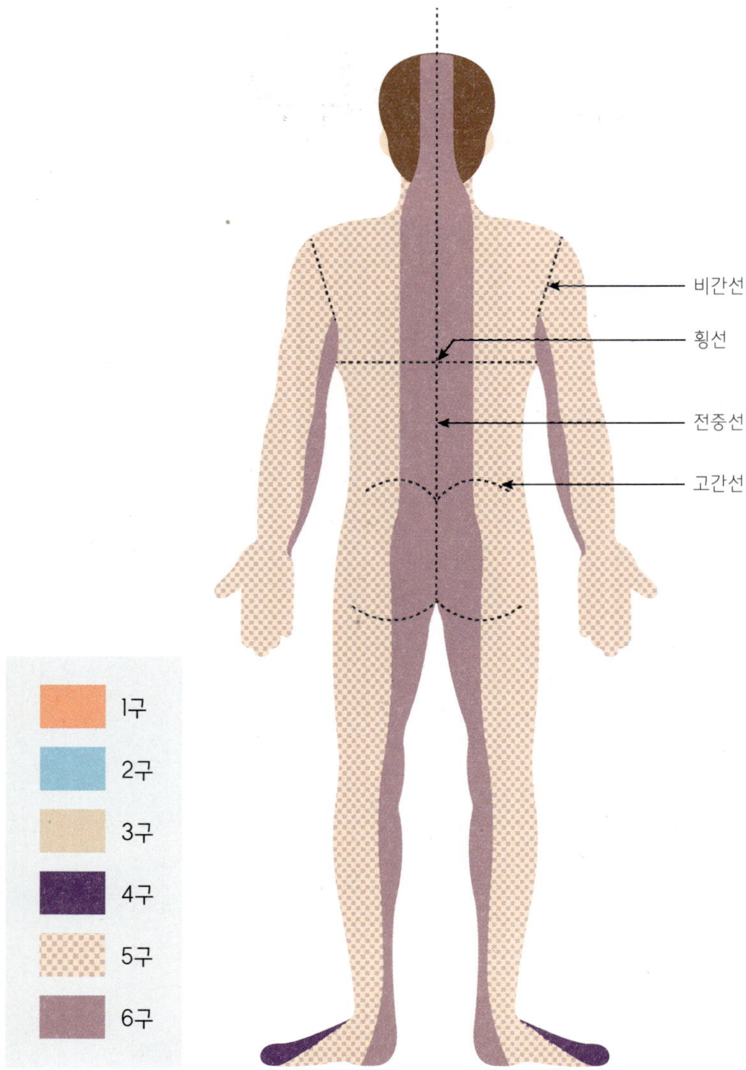

염증반응(발열, 발적, 부종, 통증)이 있을 때 해당되는 부위에 자석 S극을 붙여 사용한다.

오행자금 백금색 (자석 S극) 옆면 사용법

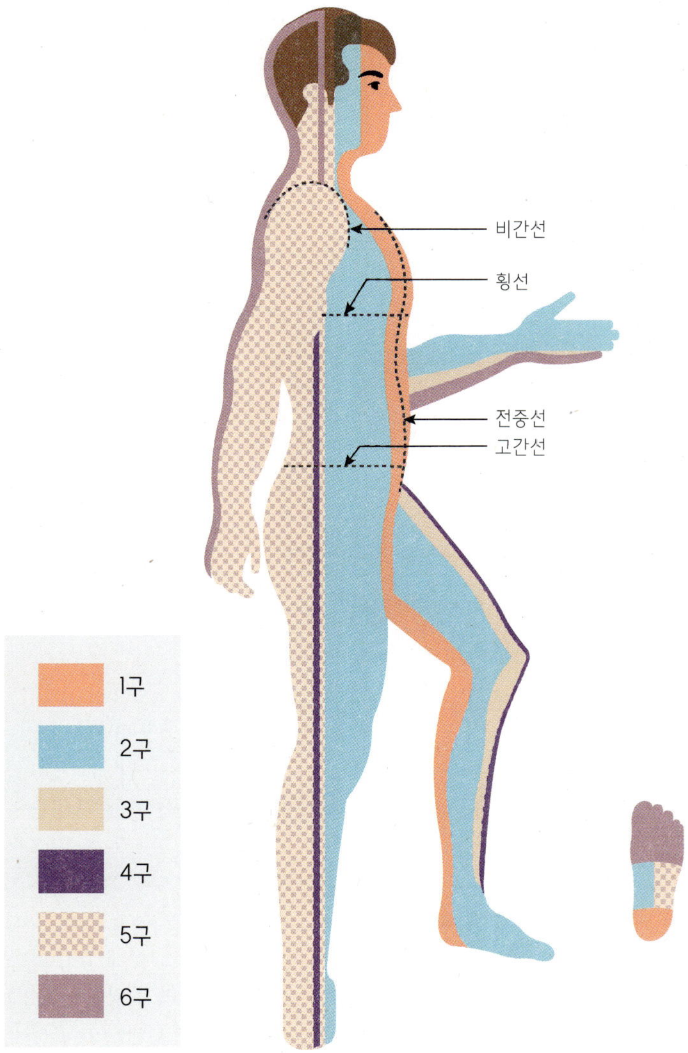

염증반응(발열, 발적, 부종, 통증)이 있을 때 해당되는 부위에 자석 S극을 붙여 사용한다.

01 심장 경락 (손목 1번)

12자리 기본자리 중 첫 번째는 심장을 담당하는 자리이다.

심장은 마음을 일컫는다. 감정적인 영역을 담당하며 외부의 자극을 내부에서 적응할 수 있도록 전환하는 일을 한다. 체내 혈액의 배분을 지배하고, 대뇌와 오관의 작용을 통해서 전신을 통제하고 있다. 어떤 장기에 기운이 과해지는 증상을 한의학에서는 실증이라고 부르는데, 심장 실증의 증상으로는 열이 나고, 정신이 혼미해지거나 소변이 벌겋게 되는 것 등이 있다. 심장의 기운이 과해져서 나타나는 증상은 심장의 기운을 약하게 하는 것으로 그 증상을 완화시킬 수 있다. 그림처럼 손목의 심장 경락에 3개의 오행자금 백금색이나 자석의 S극을 붙이면 심장의 기운을 낮추는 데 도움이 된다.

이렇게 혈 자리를 찾으세요!

1. 팔목 끝에서 1cm 가량 안쪽의 라인이 심장 경락이다.
2. 손바닥과 팔목의 경계에서 2cm 위의 자리가 심장 경락의 첫 번째 혈 자리이다.
3. 첫 번째 자리 2cm 위의 자리가 두 번째 자리이다.
4. 그리고 세 번째 자리는 두 번째 자리에서 3cm 위의 자리이다.

이러한 증상이 나타날 때 오행자금을 심장 경락에 붙이세요

어수선하고, 안정되지 않는다. 이해력이 떨어진다. 긴장이 계속되고 초조감과 불안감이 계속된다. 모든 일에 과잉으로 무리를 하여 피곤이 가시지 않는다. 혀가 뻣뻣히 굳어가고 명치 끝이 답답하며, 쓸데없이 잘 웃는다. 노이로제 현상 나타난다. 입과 혀에 종기가 발생한다. 혀가 굳어가고 중설(이중으로 혀가 생기는 모양)이 생긴다. 음식을 잘 넘기지 못한다. 심장 부팽융, 심장 압박감, 상반신의 긴장이 강하다. 손바닥이 달아오르고 현기증, 두 팔의 운동이 곤란하다. 견배통이 발생한다. 입안이 쓰고, 인후통이 발생하였다. 소변의 색이 붉다. 잠이 안 온다.

오행자금 (자석 S극) 붙이기

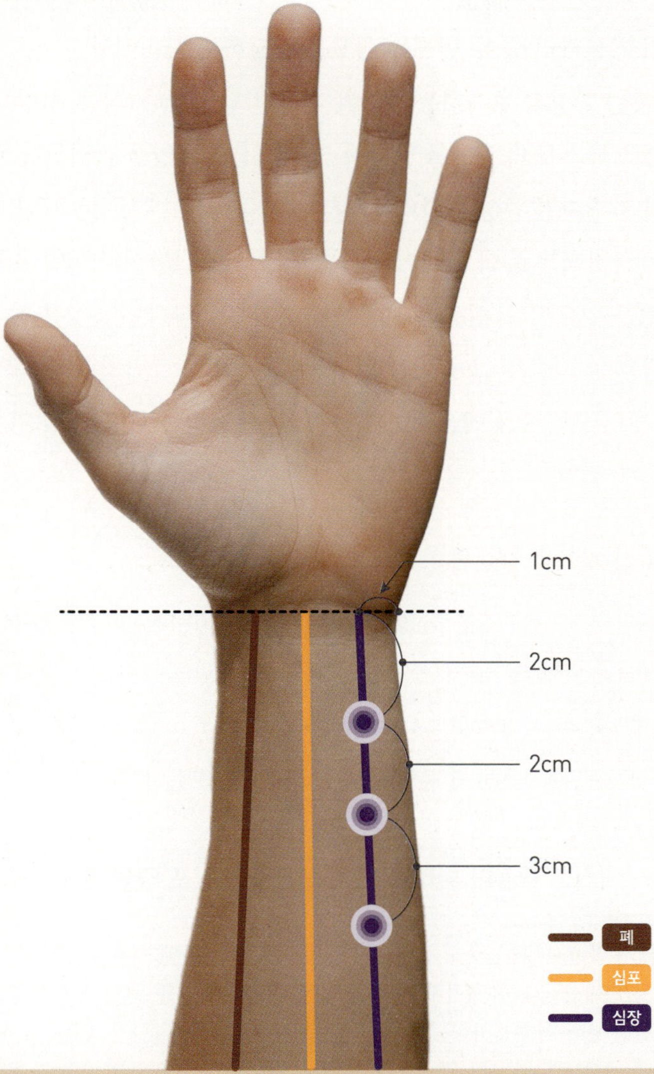

심장 경락의 균형이 맞지 않거나 이상이 있는 경우에는 그림의 첫 번째 자리를 눌렀을 때 통증을 느낄 것이다. 오행자금 백금색이나 자석의 S극을 붙이는 것뿐만 아니라 첫 번째 자리는 손으로 눌러 지압하여 풀어주면 효과가 배가 된다.

02 심포 경락 (손목 2번)

12자리 기본자리 중 두 번째는 심포를 담당하는 자리이다.

심포는 심장을 보좌하는 순환계 기능을 담당한다. 심장, 심낭, 관상동맥을 중심으로 하는 맥의 관계를 말하며 신체 전신의 영양을 관리한다. 어떤 장기에 기운이 과해지는 증상을 한의학에서는 실증이라고 부르는데, 심포 실증은 가슴이 두근거리는 등의 심장이나 가슴과 관련된 질환이나 혈압이 높아지는 등의 증상을 일으킨다. 심포의 기운이 과해져서 나타나는 증상은 심포의 기운을 약하게 하는 것으로 그 증상을 완화시킬 수 있다. 그림처럼 손목의 심포 경락에 세 개의 오행자금 백금색이나 자석의 S극을 붙이면 심포의 기운을 낮추는 데 도움이 된다.

이렇게 혈 자리를 찾으세요!

1. 손목의 한 가운데 지점을 중심으로 팔목을 따라 올라가는 경락이 심포 경락이다.
2. 손바닥과 손목의 경계에서 2cm 위의 지점이 심포 경락의 첫 번째 자리이다.
3. 첫 번째 자리에서 2cm 위의 지점이 두 번째 자리이다.
4. 두 번째 자리에서 2cm 위의 지점이 심포 경락의 세 번째 자리이다.

이러한 증상이 나타날 때 오행자금을 심포 경락에 붙이세요

마음이 편하지 않고, 흥분하기 쉽다. 심장박동이 심하게 뛰고 손바닥이 뜨겁다. 잠을 자도 마음이 편안해지지 않는다. 일에 과도하게 열중한다. 주변 환경에 과민하게 반응하며 어수선하다. 심계항진(불규칙하거나 빠른 심장 박동이 느껴지는 증상)이 심하게 나타나고, 혈압이 높아진다. 현기증과 두통이 발생한다. 명치 끝에서 목까지 긴장된다. 복통 후에 설사나 변비가 있다. 혓바닥이 갈라진다. 손가락이 강직되어 굳는다.

오행자금 (자석 S극) 붙이기

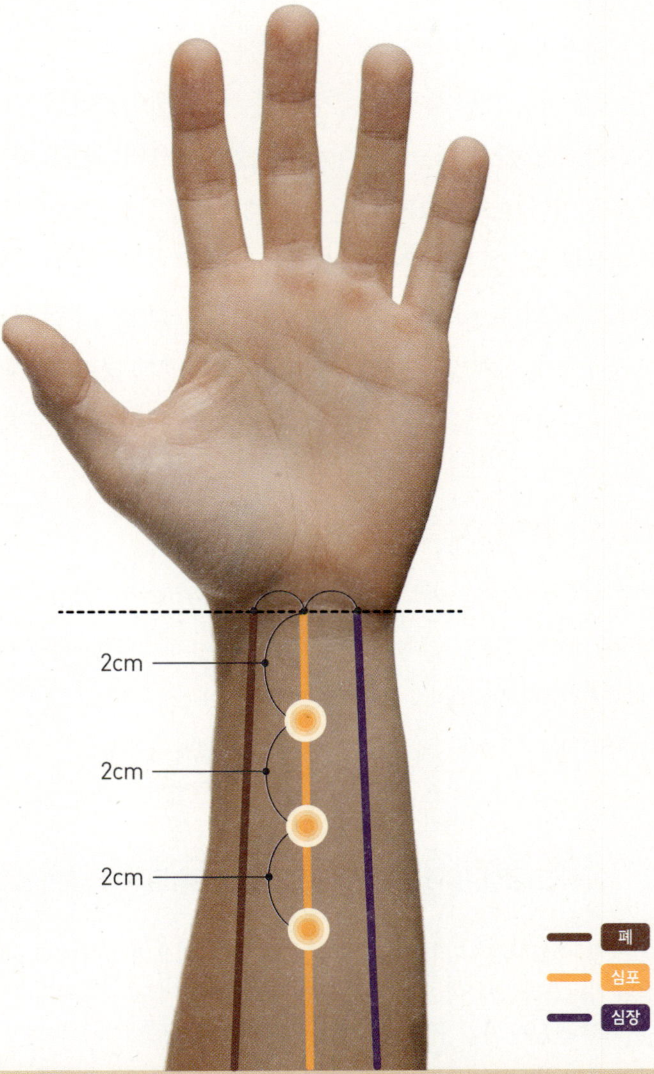

심포 경락의 균형이 맞지 않거나 이상이 있는 경우에는 그림의 첫 번째 자리를 눌렀을 때 통증을 느낄 것이다. 오행자금 백금색이나 자석의 S극을 붙이는 것뿐만 아니라 첫 번째 자리는 손으로 눌러 지압하여 풀어주면 효과가 배가 된다.

03 폐 경락 (손목 3번)

12자리 기본자리 중 세 번째는 폐를 담당하는 자리이다.

폐는 생명 활동의 근원이 되는 기를 외부에서 받아들여 그것을 인체의 기로 운반한다. 산소를 받아들이고 이산화탄소를 배출하며 필요에 따라 외부로부터 몸을 지킨다. 어떤 장기에 기운이 과해지는 증상을 한의학에서는 실증이라고 부르는데, 폐 실증이 되면 숨 쉬기가 어렵고 기침이나 해수 등의 증상이 나타난다. 폐의 기운이 과해져서 나타나는 증상은 폐의 기운을 약하게 하는 것으로 그 증상을 완화시킬 수 있다. 그림처럼 손목의 폐 경락에 3개의 오행자금 백금색이나 자석의 S극을 붙이면 이 장기의 기운을 낮추는데 도움이 된다.

이렇게 혈 자리를 찾으세요!

1. 팔목의 왼쪽 끝에서 1cm 가량 떨어져 팔목을 따라 올라가는 자리가 폐 경락이다.
2. 손바닥과 손목의 경계에서 2cm 위의 위치가 폐 경락의 첫 번째 자리이다.
3. 첫 번째 자리에서 2cm 올라간 자리가 두 번째 자리이다.
4. 두 번째 자리에서 3cm 올라간 자리가 폐 경락의 세 번째 자리이다.

이러한 증상이 나타날 때 오행자금을 폐 경락에 붙이세요

가슴이 뻐근하고 숨이 막힌다. 감기 증상과 기침은 있으나 땀이 적다. 걱정거리나 수심이 가득하다. 생각이 우둔해진다. 가끔 큰 한숨을 쉬고 숨 들이마시기가 힘들다. 머리와 전신의 마디가 아프다. 코가 막히고, 콧물이 흐른다. 해수(기침 소리도 있고 가래도 있는 것)증상이 있다. 가슴이 뻐근하다(대흉근). 변비 또는 혈변이 있다. 폐기종(말초 기도 부위 폐포의 파괴와 불규칙적인 확장을 보이는 상태), 천식과 함께 담(가래)이 진하고 엄지손가락에 통증이 있다.

오행자금 (자석 S극) 붙이기

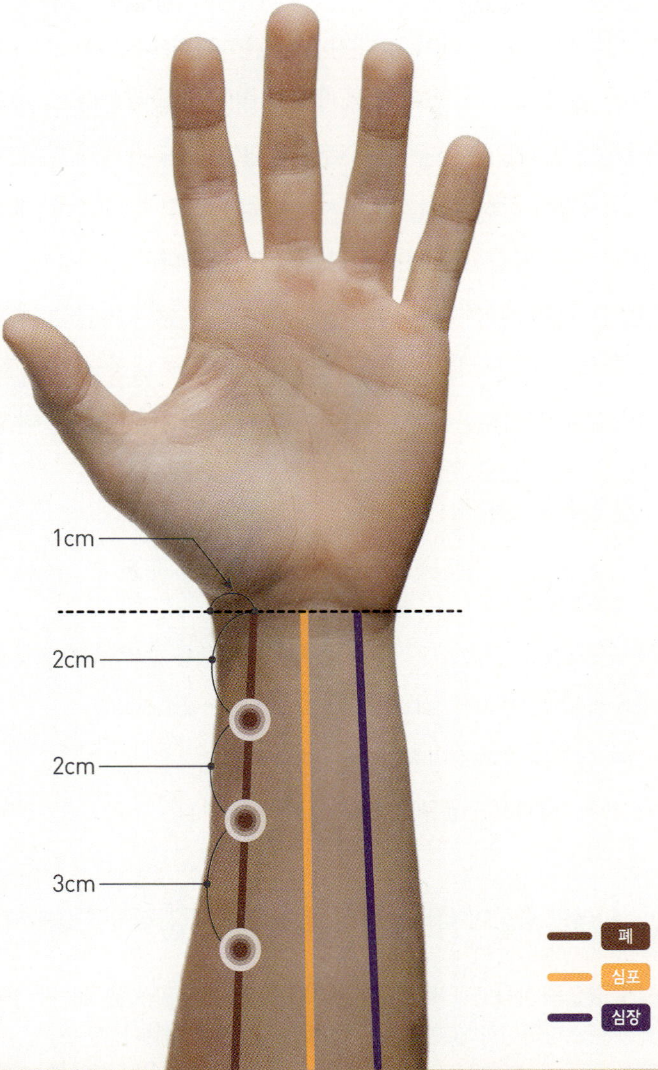

폐 경락의 균형이 맞지 않거나 이상이 있는 경우에는 그림의 첫 번째 자리를 눌렀을 때 통증을 느낄 것이다. 오행자금 백금색이나 자석의 S극을 붙이는 것뿐만 아니라 붙인 상태에서 첫 번째 자리를 손으로 눌러 지압하여 풀어주면 효과가 배가 된다.

04 대장 경락 (손목 4번)

12자리 기본자리 중 네 번째는 대장을 담당하는 자리이다.

대장은 폐를 돕는다. 인체의 불필요한 영양분을 배설하고, 기의 정체를 막는 작용이 있으며 모든 것을 밖으로 내보내는 것과 관계가 있다. 어떤 장기에 기운이 과해지는 증상을 한의학에서는 실증이라고 부르는데, 대장 실증이 되면 변비나 설사, 치질이나 어깨 통증 등을 일으킨다.

대장의 기운이 과해져서 나타나는 증상은 대장의 기운을 약하게 하는 것으로 그 증상을 완화시킬 수 있다. 그림처럼 손목의 대장 경락에 3개의 오행자금 백금색이나 자석의 S극을 붙이면 이 장기의 기운을 낮추는 데 도움이 된다.

이렇게 혈 자리를 찾으세요!

1. 먼저 손바닥이 얼굴로 향하게 하여 팔꿈치가 굽혀지도록 한 후, 이 상태에서 다음의 설명을 따라 혈자리를 찾는다.
2. 팔목 끝에서 1cm 안쪽으로 들어와 팔목을 따라 올라가는 경락이 대장 경락이다.
3. 손등과 팔등의 경계 지점에서 2cm 위의 자리가 첫 번째 자리이다.
4. 첫 번째 자리에서 2cm 위의 자리가 두 번째 자리이다.
5. 또 두 번째 자리에서 2cm 위의 자리가 세 번째 자리이다.

이러한 증상이 나타날 때 오행자금을 대장 경락에 붙이세요

배설 불량으로 하복부가 뻐근하다. 현기증이 나고, 인후가 잘 붓는다. 항상 자신을 억제하는 스타일이다. 고민을 누구에게도 토로하지 않는다. 현기증, 두통이 난다. 콧물이 나온다. 편도염 흰자위가 탁해지고, 어깨가 무겁다. 양측의 엄지손가락이 붓는다. 변비 또는 설사가 있다. 피부가 가렵고 염증이 생기기 쉽다. 하복부가 팽만해지고, 치질이 발생하기 쉽다.

오행자금 (자석 S극) 붙이기

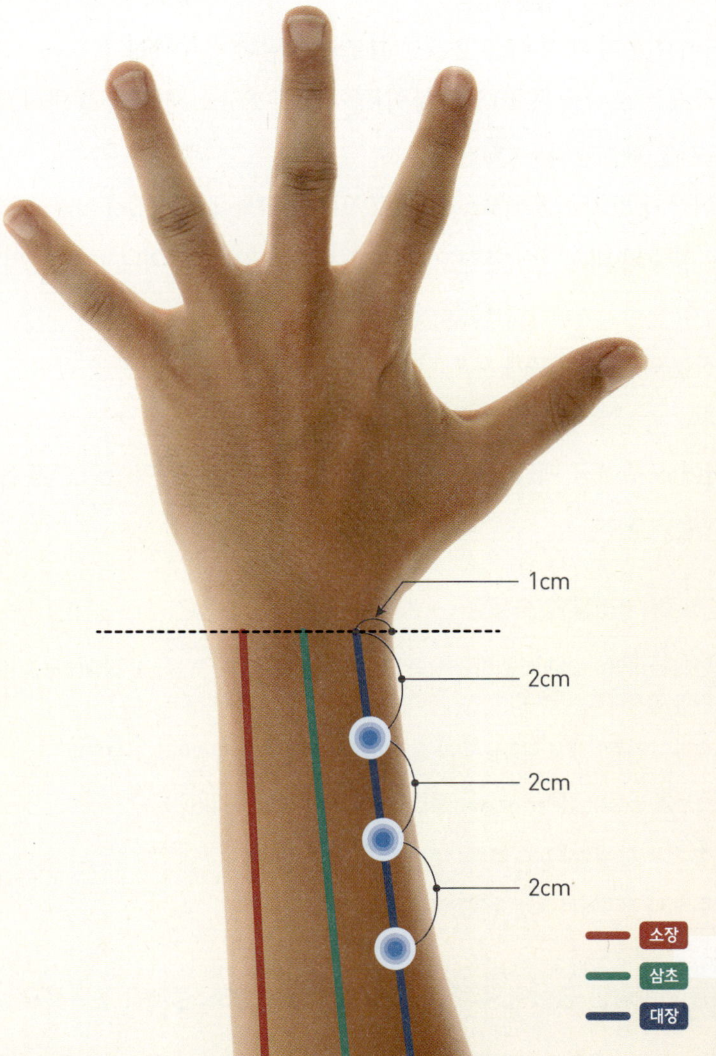

대장 경락의 균형이 맞지 않거나 이상이 있는 경우에는 그림의 첫 번째 자리를 눌렀을 때 통증을 느낄 것이다. 오행자금 백금색이나 자석의 S극을 붙이는 것뿐단 아니라 붙인 상태에서 첫 번째 자리를 손으로 눌러 지압하여 풀어주면 효과가 배가 된다.

05 삼초 경락 (손목 5번)

12자리 기본자리 중 다섯 번째는 삼초를 담당하는 자리이다.

삼초는 소장을 돕는다. 명문의 원기를 분포하고, 전신을 순환하는 것으로 림프계를 보호한다.

어떤 장기에 기운이 과해지는 증상을 한의학에서는 실증이라고 부르는데, 삼초 실증의 대표적인 증상으로는 말초 순환 장애, 더위나 추위 등의 환경 변화에 약한 것, 늑간 신경통 등이 있다.

삼초의 기운이 과해져서 나타나는 증상은 삼초의 기운을 약하게 하는 것으로 그 증상을 완화시킬 수 있다. 그림처럼 손목의 삼초 경락으로 불리는 혈자리에 오행자금 백금색이나 자석의 S극을 붙이면 이 장기의 기운을 낮추는 데 도움이 된다.

이렇게 혈 자리를 찾으세요!

1. 먼저 손바닥이 얼굴로 향하게 하여 팔꿈치가 굽혀지도록 한 후, 이 상태에서 다음의 설명을 따라 혈자리를 찾는다.
2. 팔목의 정중앙에서 팔목을 따라 올라가는 자리를 삼초 경락이라고 부른다.
3. 손등과 팔등의 경계에서 2cm 올라간 자리가 첫 번째 자리이다.
4. 첫 번째 자리에서 2cm 올라간 자리가 두 번째 자리이다.
5. 두 번째 자리에서 3cm 올라간 자리가 세 번째 자리이다.

이러한 증상이 나타날 때 오행자금을 삼초 경락에 붙이세요

경계심이 강하다. 말초 순환이 잘 안 된다. 머리가 무겁다. 환경 변화에 과민하여 더위, 추위, 습기 등의 변화에 약하다. 주먹에 항상 힘이 들어가 있다. 현기증이 나고 림프절, 목과 비점막이 붓는다. 피부가 가렵고 염증이 쉽다. 늑간 신경통이 발생한다.

오행자금 (자석 S극) 붙이기

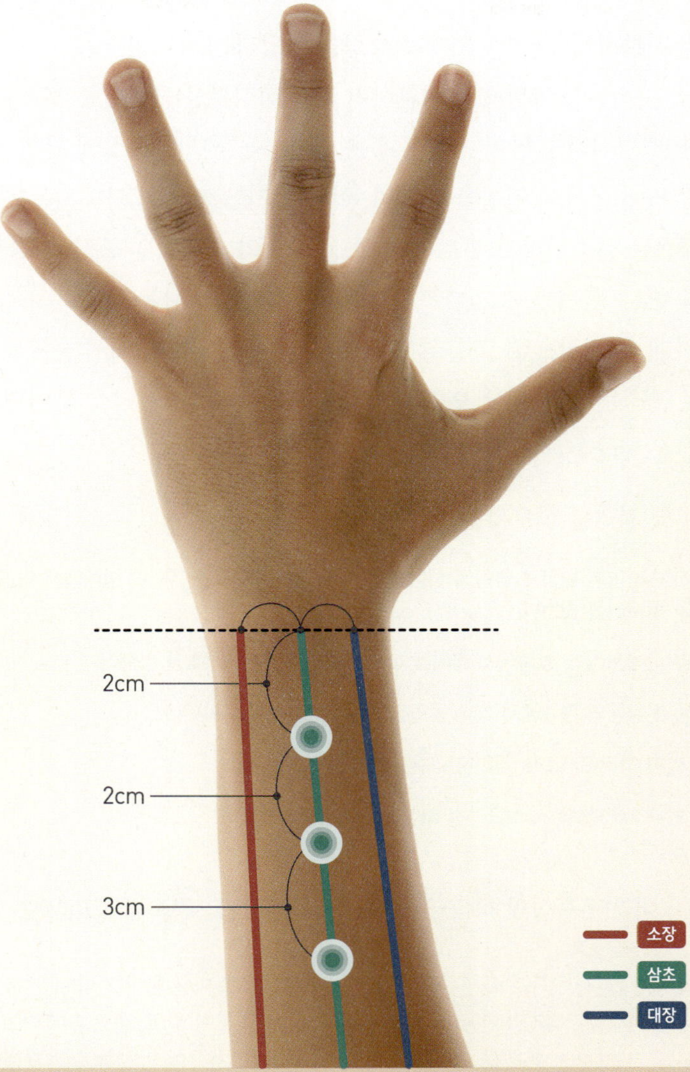

삼초 경락의 균형이 맞지 않거나 이상이 있는 경우에는 그림의 첫 번째 자리를 눌렀을 때 통증을 느낄 것이다. 오행자금 백금색이나 자석의 S극을 붙이는 것뿐만 아니라 붙인 상태에서 첫 번째 자리를 손으로 눌러 지압하여 풀어주면 효과가 배가 된다.

06 소장 경락 (손목 6번)

12자리 기본자리 중 여섯 번째는 소장을 담당하는 자리이다.

소장은 식물을 영양으로 전환시키고, 체액성분을 구성하는 것으로 전신을 통제한다. 정신적 불안이나 감정 흥분, 쇼크, 화를 내어 소장에 혈액이 정체되어혈이 되어 온몸에 영향을 미친다. 어떤 장기에 기운이 과해지는 증상을 한의학에서는 실증이라고 부르는데, 소장 실증의 대표적인 증상으로는 소화불량과 숙변, 오십견 등이 있다. 기운이 과해져서 나타나는 증상은 소장의 기운을 약하게 하는 것으로 그 증상을 완화시킬 수 있다. 그림처럼 손목의 소장 경락으로 불리는 혈 자리에 오행자금 백금색이나 자석의 S극을 붙이면 이 장기의 기운을 낮추는데 도움이 된다.

이렇게 혈 자리를 찾으세요!

1. 먼저 손바닥이 얼굴로 향하게 하여 팔꿈치가 굽혀지도록 한 후, 이 상태에서 다음의 설명을 따라 혈자리를 찾는다.
2. 제일 끝에서 1cm 안쪽에서 팔목을 따라 올라가는 자리가 소장 경락이다.
3. 손등과 팔등의 경계에서 2cm 올라간 지점이 첫 번째 자리이다.
4. 첫 번째 자리에서 2cm 올라간 지점이 두 번째 자리이다.
5. 두 번째 자리에서 2cm 올라간 지점이 세 번째 자리이다

이러한 증상이 나타날 때 오행자금을 소장 경락에 붙이세요

참을성이 많다. 하복부 울혈과 요통 및 견배통 발생 소화불량, 현기증이 난다. 마음이 편하지 않다. 신경쓰면 식욕이 떨어진다. 눈에 충혈이 있고, 현기증이 나고 머리가 지끈거린다. 소변이 붉고 배뇨 시 통증이 있다. 명치끝이 답답하고 번거롭다. 눈과 귀에 충혈이 된다. 목이 뻣뻣한 감이 있다. 소화 불량, 숙변이 있고 배변이 상쾌하지 않다. 장골동맥의 압박으로 하자의 순환장애가 발생한다. 오십견, 상치통(上齒痛)이 발생한다.

오행자금 (자석 S극) 붙이기

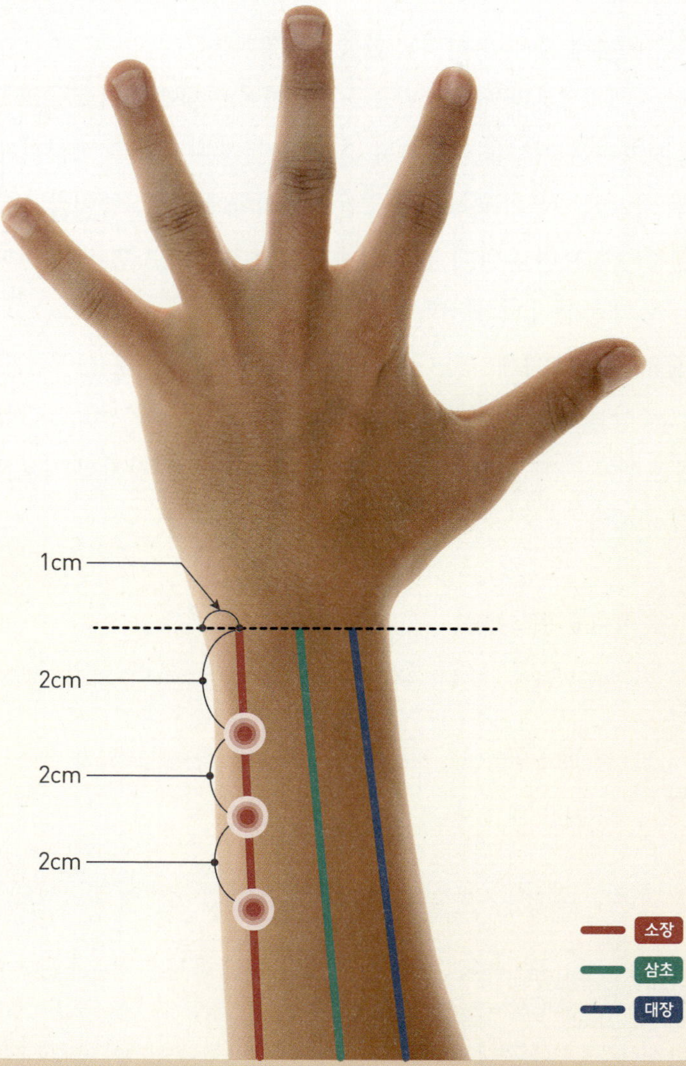

소장 경락의 균형이 맞지 않거나 이상이 있는 경우에는 그림의 첫 번째 자리를 눌렀을 때 통증을 느낄 것이다. 오행자금 백금색이나 자석의 S극을 붙이는 것뿐만 아니라 붙인 상태에서 첫 번째 자리를 손으로 눌러 지압하여 풀어주면 효과가 배가 된다.

07 신장 경락 (발목 1번)

12자리 기본자리 중 일곱 번째는 신장을 담당하는 자리이다.

신장은 체액성분과 내분비 기능을 조정하여 신체에 정기를 주고 스트레스로부터 보호하는 기능을 담당하고 있다. 또한 체내 독소를 깨끗하게 처리한다. 어떤 장기에 기운이 과해지는 증상을 한의학에서는 실증이라고 부르는데, 신장 실증이 있으면 손발이 붓고 쉽게 피로를 느끼며 소변 색이 진하고 냄새가 나는 등의 증상이 나타난다.

신장의 기운이 과해져서 나타나는 증상은 신장의 기운을 약하게 하는 것으로 그 증상을 완화시킬 수 있다. 그림처럼 발목의 신장 경락으로 불리는 혈자리에 오행자금 백금색이나 자석의 S극을 붙이면 이 장기의 기운을 낮추는 데 도움이 된다.

이렇게 혈 자리를 찾으세요!

1. 발목 안쪽 복숭아뼈 중심점에서 2cm 뒤쪽, 발목 끝에서는 1cm 안쪽의 지점이 두 번째 자리이다.
2. 그 지점을 중심으로 위로 3cm, 아래로 3cm 되는 지점이 신장 경락의 세 번째와 첫 번째 자리가 된다.

이러한 증상이 나타날 때 오행자금을 신장 경락에 붙이세요

초조하고 신경이 예민하다. 손과 발이 붓는다. 현기증이 나고, 코피가 난다. 기분이 조급하여 무모하게 행동하며 신경이 과민하다. 침착성 없이 언제나 화를 내고 있다. 주위에 신경을 쓴다. 쉽게 피로를 느끼고 정력이 부족하다. 안색이 어둡고 거무스름하다. 구역질, 타액에 피가 섞여 있다. 머리가 무겁다. 현기증, 이명증이 있다. 복벽의 근육이 긴장되어 있다. 소변 색이 진하고 냄새가 있다. 허리에 힘이 없다.

오행자금 (자석 S극) 붙이기

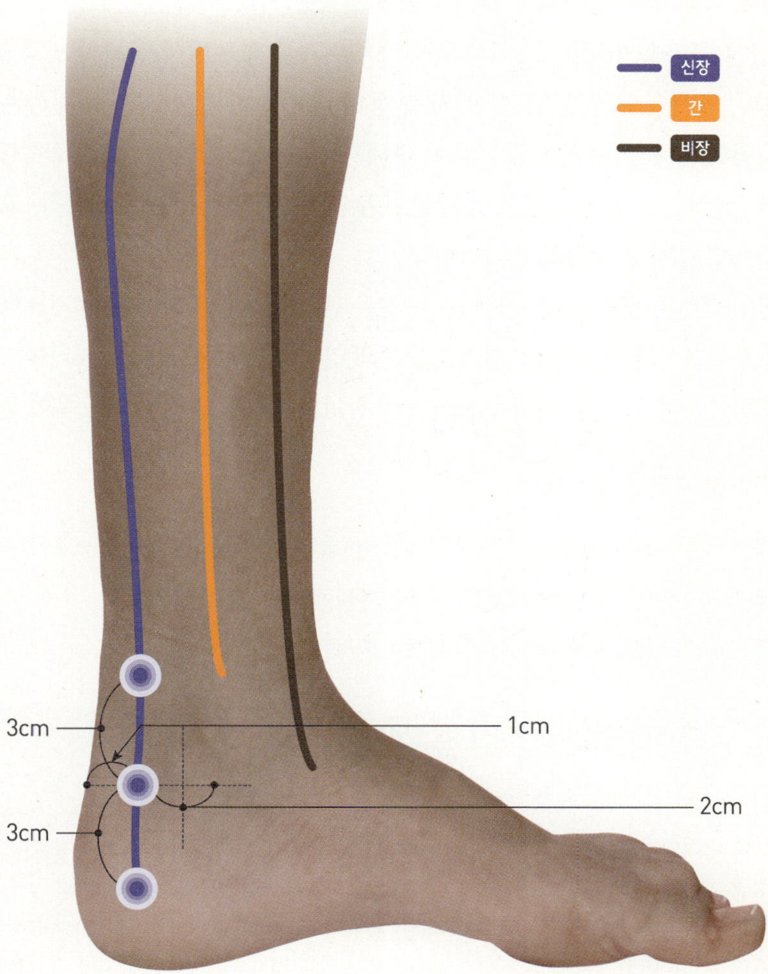

신장 경락의 균형이 맞지 않거나 이상이 있는 경우에는 그림의 첫 번째 자리를 눌렀을 때 통증을 느낄 것이다. 오행자금 백금색이나 자석의 S극을 붙이는 것뿐만 아니라 붙인 상태에서 첫 번째 자리를 손으로 눌러 지압하여 풀어주면 효과가 배가 된다.

08 간 경락 (발목 2번)

12자리 기본자리 중 여덟 번째는 간을 담당하는 자리이다.

간은 영양을 저장하고, 신체 활동의 에너지를 확보해서 신체의 면역력을 키운다. 혈액의 보급, 담즙 생산, 해독 등의 작용을 하며, 활력을 유지하는 기능을 담당한다. 어떤 장기에 기운이 과해지는 증상을 한의학에서는 실증이라고 부르는데, 간 실증이 생기면 얼굴이 누런 색이 되고 폭음이나 폭식, 고열, 손발이 당기는 등의 증상이 나타난다.

간의 기운이 과해져서 나타나는 증상은 간의 기운을 약하게 하는 것으로 그 증상을 완화시킬 수 있다. 그림처럼 발목의 간 경락으로 불리는 혈 자리에 오행자금 백금색이나 자석의 S극을 붙이면 이 장기의 기운을 낮추는 데 도움이 된다.

이렇게 혈 자리를 찾으세요!

1. 발목 안쪽의 복숭아뼈 중심이 되는 지점에서 3cm 올라간 자리가 간 경락의 첫 번째 자리이다.
2. 첫 번째 자리에서 3cm 위의 자리가 두 번째 자리이다.
3. 두 번째 자리에서 3cm 위의 자리가 세 번째 자리이다.

이러한 증상이 나타날 때 오행자금을 간 경락에 붙이세요

화가 나기 쉽다. 폭음, 폭식, 고열이 있다. 복근이 경직되고 선골 미골이 아프다. 부지런하고 정확하게 일을 한다. 차분히 생각하고 완고하다. 야무지며 결단력이 강하다. 강한 감동을 받으면 감정이 흥분, 폭발되고 큰소리를 지른다. 음식을 잘 먹고 자주 먹는다. 무리를 하게 되어 피곤이 쌓인다. 흉협고만(가슴과 옆구리가 그득하고 괴로운 증상)이 있다. 두통, 소열, 오한, 간기능 장해가 있다. 문맥 울혈에 의한 치질탈항이 생긴다. 전립선 비대, 고환이 붓는다. 여성의 성기가 팽창된다. 간풍내동(병이 경과하는 과정에 몸이 떨리고 어지러우며 경련이 이는 등 풍(風)이 동한 증상이 나타나는 것)있다. 현훈(뇌 출혈로 인한 현기증)이 생기고 눈이 충혈된다. 언어장애가 생긴다. 수족이 당기는 증세가 생긴다.

오행자금 (자석 S극) 붙이기

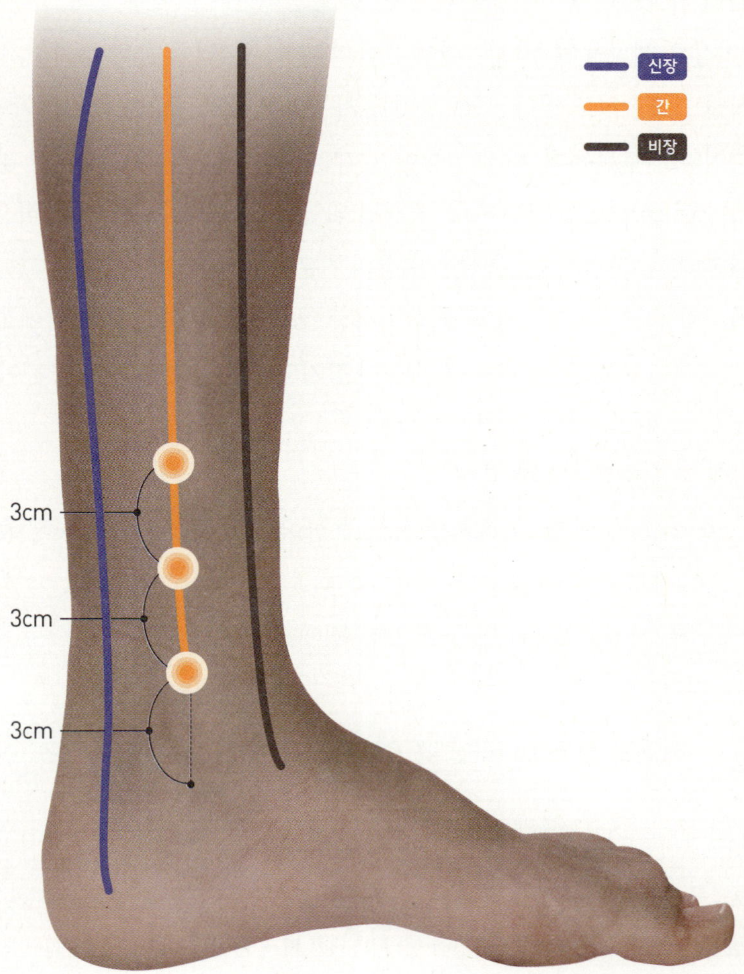

간 경락의 균형이 맞지 않거나 이상이 있는 경우에는 그림의 첫 번째 자리를 눌렀을 때 통증을 느낄 것이다. 오행자금 백금색이나 자석의 S극을 붙이는 것뿐만 아니라 붙인 상태에서 첫 번째 자리를 손으로 눌러 지압하여 풀어주면 효과가 배가 된다.

09 비장 경락 (발목 3번)

12자리 기본자리 중 아홉 번째는 비장을 담당하는 자리이다.

비장은 췌장을 중심으로 하여 온몸의 타액, 위, 담즙 등의 소화선, 유방과 생식선도 포함하고 있다. 어떤 장기에 기운이 과해지는 증상을 한의학에서는 실증이라고 부르는데, 비장 실증이 생기면 행동은 하지 않고 생각만 많이 한다거나 불안한 마음, 위산 과다, 신경성 위염 등의 증상이 나타난다. 비장의 기운이 과해져서 나타나는 증상은 비장의 기운을 약하게 하는 것으로 그 증상을 완화시킬 수 있다. 그림처럼 발목의 비장 경락으로 불리는 혈 자리에 오행자금 백금색이나 자석의 S극을 붙이면 이 장기의 기운을 낮추는 데 도움이 된다.

이렇게 혈 자리를 찾으세요!

1. 안쪽 복숭아뼈의 바깥쪽과 아래쪽이 직각으로 만나는 점이 비장 경락의 첫 번째 자리이다.
2. 그 지점에서 4cm 위의 자리가 두 번째 자리이다.
3. 두 번째 자리의 3cm 위의 자리가 세 번째 자리이다.

이러한 증상이 나타날 때 오행자금을 비장 경락에 붙이세요

생각을 지나치게 하지만 실제로 움직이지는 않는다. 타인과 이야기하지 않고 혼자 생각한다. 마음이 약하고 소극적이고 깊은 사색에 잘 잠긴다. 경계심이 강하고 불안하다. 마음이 편안하지 않다. 입이 마르고, 잘 달라붙는다. 식욕이 없어 음식의 맛을 모른다. 위산 과다, 신경성 위염이 있다. 과식을 하여 비만에 이른다. 다리가 무겁고 전신에 힘이 없다.

팔뚝이 딱딱해지고 있다. 배꼽의 주위가 단단한 경결로 뭉친다. 얼굴색은 흑색으로 광택이 없다. 활동하기를 싫어한다. 식성에 변덕이 심하다. 견갑골에 통증이 올 수가 있다. 늘 허리가 차고 시린 감을 느낀다.

오행자금 (자석 S극) 붙이기

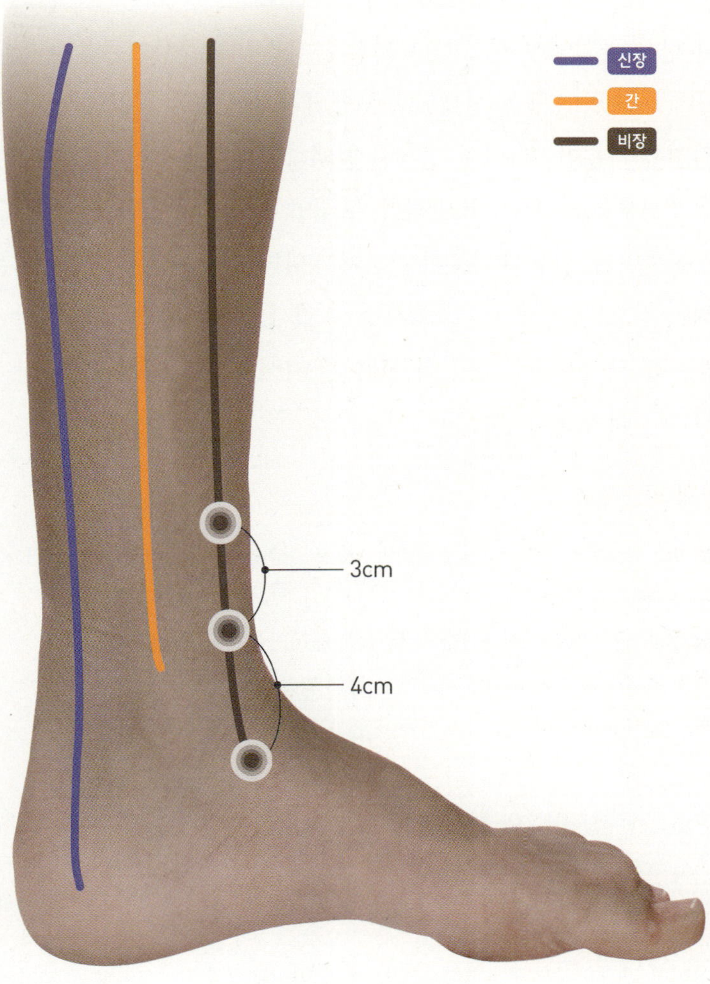

비장 경락의 균형이 맞지 않거나 이상이 있는 경우에는 그림의 첫 번째 자리를 눌렀을 때 통증을 느낄 것이다. 오행자금 백금색이나 자석의 S극을 붙이는 것뿐만 아니라 붙인 상태에서 첫 번째 자리를 손으로 눌러 지압하여 풀어주면 효과가 배가 된다.

10 위장 경락 (발목 4번)

12자리 기본자리 중 열 번째는 위장을 담당하는 자리이다.

위장은 구강에서 식도, 십이지장 근처까지의 소화기관을 통틀어 칭하는 것이며, 이 기능을 돕는 신체의 운동과 체온 및 생식선 작용에 관계가 있다. 어떤 장기에 기운이 과해지는 증상을 한의학에서는 실증이라고 부르는데, 위장 실증의 경우 복부 팽만, 위산 과다, 구내염, 산부인과 질환, 어깨 통증 등의 증상을 동반한다. 위장의 기운이 과해져서 나타나는 증상은 위장의 기운을 약하게 하는 것으로 그 증상을 완화시킬 수 있다. 그림처럼 발목의 위장 경락으로 불리는 혈 자리에 오행자금 백금색이나 자석의 S극을 붙이면 이 장기의 기운을 낮추는 데 도움이 된다.

이렇게 찾으세요!

1. 바깥쪽 복숭아뼈의 가장자리와 정강이 사이의 정중앙에서 정강이를 따라 올라가는 자리가 위장 경락이다.
2. 복숭아뼈의 가장 아래쪽에서 2cm 위, 움푹 들어간 자리가 첫 번째 자리이다.
3. 첫 번째 자리에서 4cm 위의 자리가 두 번째 자리이다.
4. 두 번째 자리에서 4cm 위의 자리가 세 번째 자리이다.

이러한 증상이 나타날 때 오행자금을 위장 경락에 붙이세요

위가 팽만하지만 음식의 탐욕이 심하여 먹어도 배가 고프다. 신경이 예민해진다. 욕구 불만이나 애정의 부족을 과식하는 것으로 그 욕구를 채우는 경우가 있다. 먹기를 좋아하고, 팽만하면 구토한다. 산부인과 질환이 있다. 위산이 과다하게 분비된다. 구내염이 있고 목이 마르다. 항상 어깨의 통증이 있다. 명치 끝의 통증이 심하다. 감기 기운이 항상 몸에 배여 있다. 몸에 열이 있고 찬 것을 좋아한다. 빈혈이나 축농증, 기미 같은 질환이 올 수 있다.

오행자금 (자석 S극) 붙이기

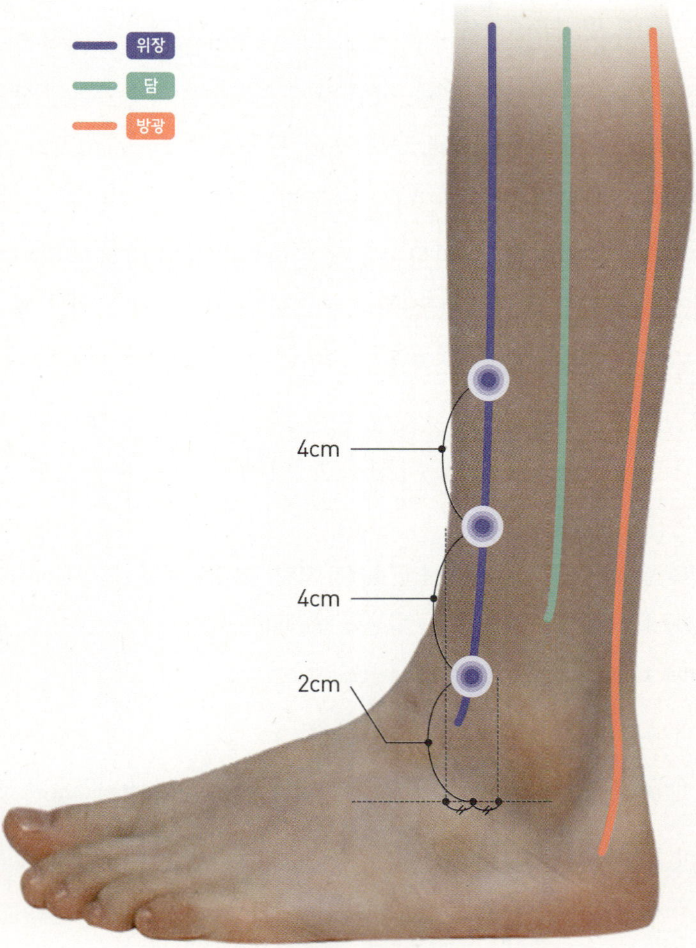

위장 경락의 균형이 맞지 않거나 이상이 있는 경우에는 그림의 첫 번째 자리를 눌렀을 때 통증을 느낄 것이다. 오행자금 백금색이나 자석의 S극을 붙이는 것뿐만 아니라 붙인 상태에서 첫 번째 자리를 손으로 눌러 지압하여 풀어주면 효과가 배가 된다.

11 담 경락 (발목 5번)

12자리 기본자리 중 열한 번째는 담을 담당하는 자리이다.

담은 영양의 배분을 담당하고, 소화선에 관계하는 내분비 작용을 조절하여 전체의 에너지 균형을 맞춘다. 어떤 장기에 기운이 과해지는 증상을 한의학에서는 실증이라고 부르는데, 담 실증의 경우 눈이 피로해지거나 담석, 손발이 굳어가는 등의 증상이 생긴다.

담의 기운이 과해져서 나타나는 증상은 담의 기운을 약하게 하는 것으로 그 증상을 완화시킬 수 있다. 그림처럼 발목의 담 경락으로 불리는 혈 자리에 오행자금 백금색이나 자석의 S극을 붙이면 이 장기의 기운을 낮추는 데 도움이 된다.

이렇게 찾으세요!

1. 바깥쪽 복숭아뼈의 한가운데에서 4cm 올라간 지점이 담 경락의 첫 번째 자리이다.
2. 첫 번째 자리에서 4cm 위의 자리가 두 번째 자리이다.
3. 두 번째 자리에서 4cm 위의 자리가 세 번째 자리이다.

이러한 증상이 나타날 때 오행자금을 담 경락에 붙이세요

눈의 통증이 심하다. 위산이 과다하게 분비된다. 담이 잘 든다. 견배통이 발생한다. 책임감이 강하고 초조하고 화가 난다. 눈이 지나치게 통증이 있고 눈이 피곤하다. 한 가지 일에 집착하는 성격으로 마지막까지 문제를 해결한다. 쓴물을 토할 때가 있다. 두통, 난청, 이명이 있다. 배가 고프지 않다. 흰자위와 피부가 노랗게 변한다. 눈이 아프고 안압, 눈물이 난다. 수족이 굳어간다. 늑간 신경통, 담석증 등이 생긴다. 변비가 생긴다.

오행자금 (자석 S극) 붙이기

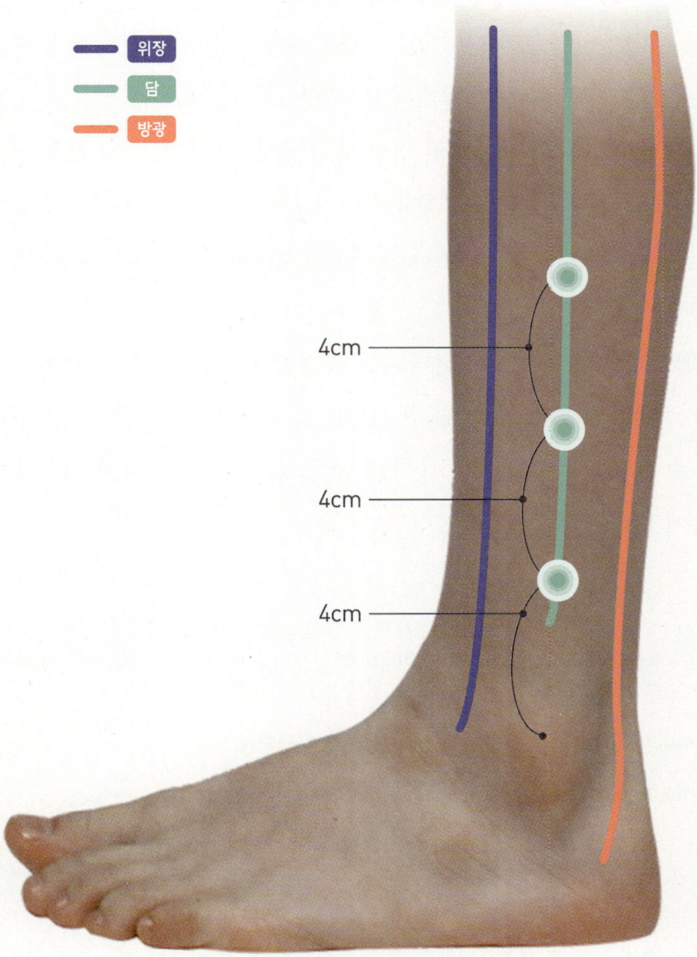

담 경락의 균형이 맞지 않거나 이상이 있는 경우에는 그림의 첫 번째 자리를 눌렀을 때 통증을 느낄 것이다. 오행자금 백금색이나 자석의 S극을 붙이는 것뿐만 아니라 붙인 상태에서 첫 번째 자리를 손으로 눌러 지압하여 풀어주면 효과가 배가 된다.

12 방광 경락 (발목 6번)

12자리 기본자리 중 마지막은 방광을 담당하는 자리이다.

방광은 내분비와 관련되어 있는 간뇌, 뇌하수체, 자율신경계의 기능과 생식 기능을 담당하는 주변의 장기를 말하며 뇨를 배설한다. 거의 모든 병의 시술점이라 할 수 있고 6장 6부의 경락 중 가장 중요하다. 어떤 특정한 장기에 기운이 과해지는 증상을 한의학에서는 실증이라고 부르는데, 방광 실증의 경우 소변을 자주 본다거나 소변이 혼탁하고 현기증, 척추 측만증 등의 질병을 유발한다.

방광의 기운이 과해져서 나타나는 증상은 방광의 기운을 약하게 하는 것으로 그 증상을 완화시킬 수 있다. 그림처럼 발목의 방광 경락으로 불리는 혈자리에 오행자금 백금색이나 자석의 S극을 붙이면 이 장기의 기운을 낮추는 데 도움이 된다.

이렇게 혈 자리를 찾으세요!

1. 바깥쪽 복숭아뼈의 젤 위와 뒤쪽이 직각으로 만나는 점에서 2cm 가량 뒤의 자리가 방광 경락의 두 번째 자리이다.
2. 두 번째 자리에서 4cm 아래의 지점이 첫 번째 자리이다.
3. 두 번째 자리를 중심으로 4cm 위의 지점이 세 번째 자리이다.

이러한 증상이 나타날 때 오행자금을 방광 경락에 붙이세요

등이 당기고, 소변을 자주 본다. 하지 뒷면이 당긴다. 하지가 차가워지고 현기증이 난다. 세세한 것까지 신경을 쓰고 기분이 편안해지지 않고 모든 일에 과민하게 반응한다. 후두골에서부터 등이 아프다. 처음에는 눈시울이 아프고 무겁다. 척추 측만을 만들기도 한다. 축농증으로 코가 막힌다. 소변이 혼탁하고, 소변 시 통증이 있다.

오행자금 (자석 S극) 붙이기

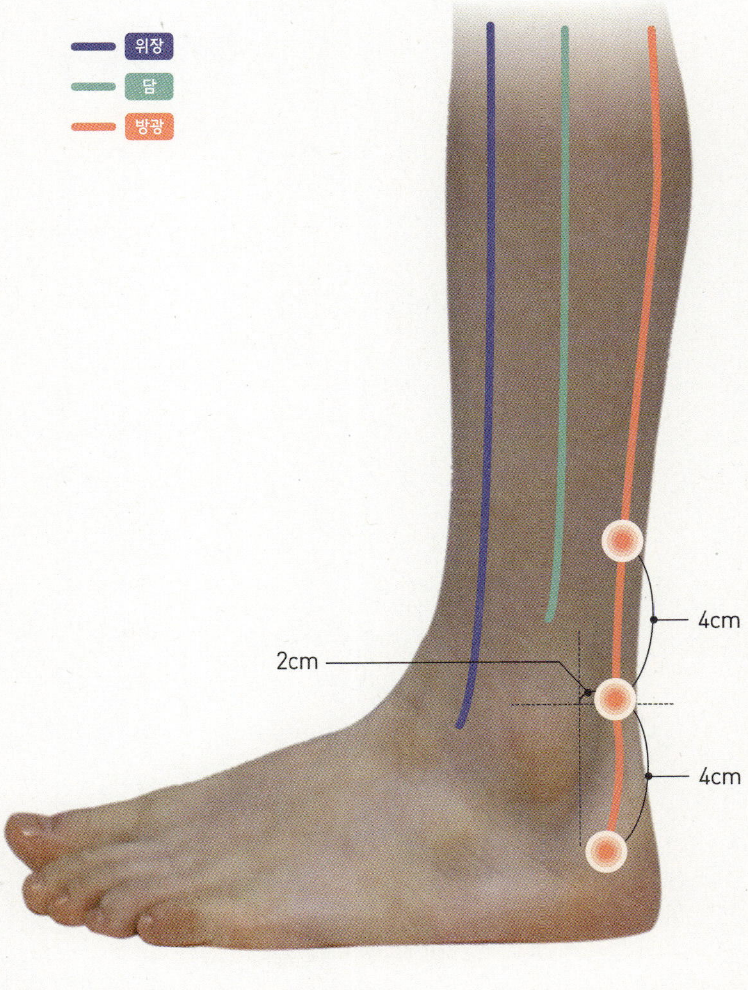

방광 경락의 균형이 맞지 않거나 이상이 있는 경우에는 그림의 첫 번째 자리를 눌렀을 때 통증을 느낄 것이다. 오행자금 백금색이나 자석의 S극을 붙이는 것뿐만 아니라 붙인 상태에서 첫 번째 자리를 손으로 눌러 지압하여 풀어주면 효과가 배가 된다.

자석으로 지키는 생활 속의 건강

자석을 알면, 건강이 보인다

CHAPTER 2

이럴 땐 이렇게!
누구나 쉽게 사용하는 SOS 건강법

이럴 땐 이렇게! 누구나 쉽게 사용하는 SOS 건강법

1

머리, 얼굴과 관련된 증상

01 후두통

흔히 뒷골이 땡긴다고 말하는 증상을 없애보자.

오른쪽 뒷골 통증이라면 오른손에 붙이고, 왼쪽 뒷골 통증이라면 왼손에 붙이세요. 증상이 심한 경우는 양손에 붙이세요.

이렇게 찾으세요! (손목 6번)

1. 손바닥이 얼굴로 향하게 하여 팔꿈치가 굽혀지도록 한 상태에서 다음의 혈 자리를 찾는다.
2. 팔등 제일 바깥쪽에서 1cm 가량 안쪽의 자리인 소장 경락을 찾자.
3. 손등과 팔목의 경계가 되는 A 지점을 찾자.
4. A 지점에서 2cm 가량 위의 지점이 첫 번째 자리이다.
5. 첫 번째 자리에서 2cm 위의 지점이 두 번째 자리이다.
6. 두 번째 자리에서 2cm 위의 지점이 세 번째 자리이다.
7. 이 세 자리에 오행자금 백금색 패치나 자석의 S극을 붙인다.

알아보기

목과 어깨가 아프면서 뒷머리가 아픈 증상이 나타나는 후두통은 소장 경락을 지나는 따뜻한 기운이 머리 쪽으로 많이 올라가고 이로 인해 후두통이 생기는 것이다. 이 자리에 오행자금 백금색을 붙이는 것은 상체로 올라가는 따뜻한 기운을 줄이면 증상이 쉽게 완화되는 것을 경험할 수 있다. 평소 장이 냉한 사람은 너무 오래 붙이면 장이 냉해질 수 있으니 주의해서 붙여야 한다.

오행자금 (자석 S극) 붙이기

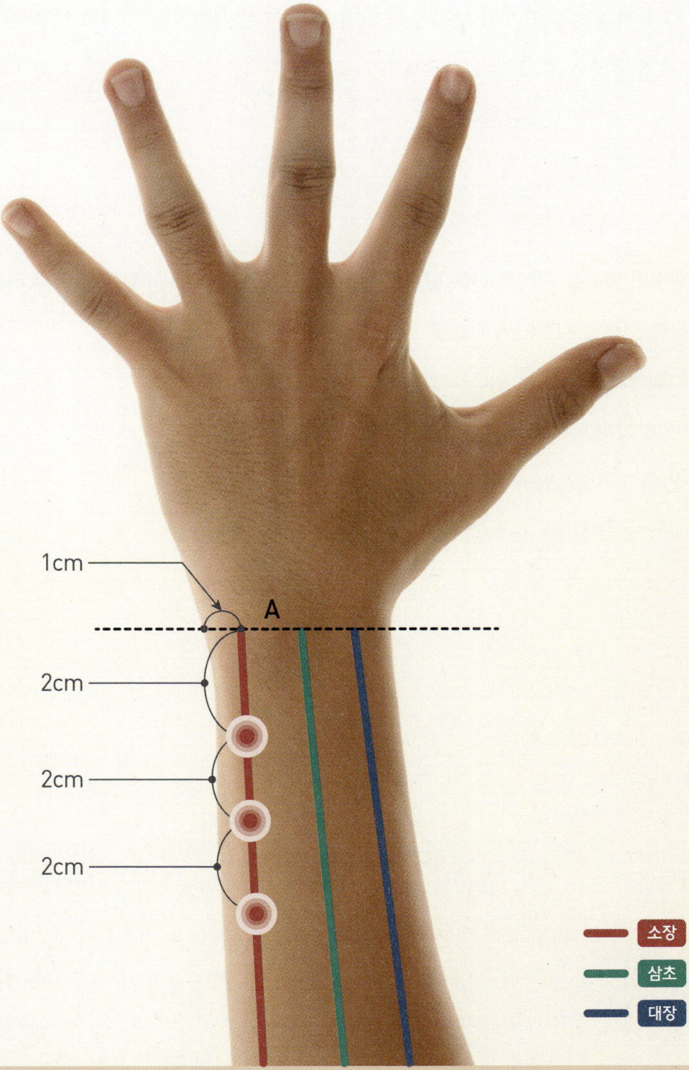

<손목 6번>

02 후면 편두통

옆머리, 귀 뒤쪽이 아픈 증상을 없애보자.

오른쪽의 옆머리 통증이라면 오른손에 붙이고, 왼쪽 옆머리 통증이라면 왼손에 붙이세요. 증상이 심한 경우는 양손에 붙이세요.

이렇게 찾으세요! (손목 5번)

1. 손바닥이 얼굴로 향하게 하여 팔꿈치가 굽혀지도록 한 상태에서 다음의 혈 자리를 찾는다.
2. 손목의 정중앙 지점인 A 지점을 찾자.
3. A 지점에서 2cm 정도 위의 자리가 첫 번째 자리이다.
4. 첫 번째 자리에서 2cm 위의 자리가 두 번째 자리이다.
5. 두 번째 자리에서 3cm 위의 자리가 세 번째 자리이다.
6. 이 세 자리에 오행자금 백금색 패치나 자석의 S극을 붙인다.

알아보기

편두통은 귀의 뒤쪽 골이 아픈 증상이다. 삼초 경락은 더운 기운을 위로 올려 보내는 순환의 역할을 한다. 이 기능이 과하여 잠이 안 오고, 인후가 아프거나 귀가 아프거나 해서 후면 편두통이 있을 때 오행자금 백금색이나 자석의 S극을 붙여 사용한다.

오행자금 (자석 S극) 붙이기

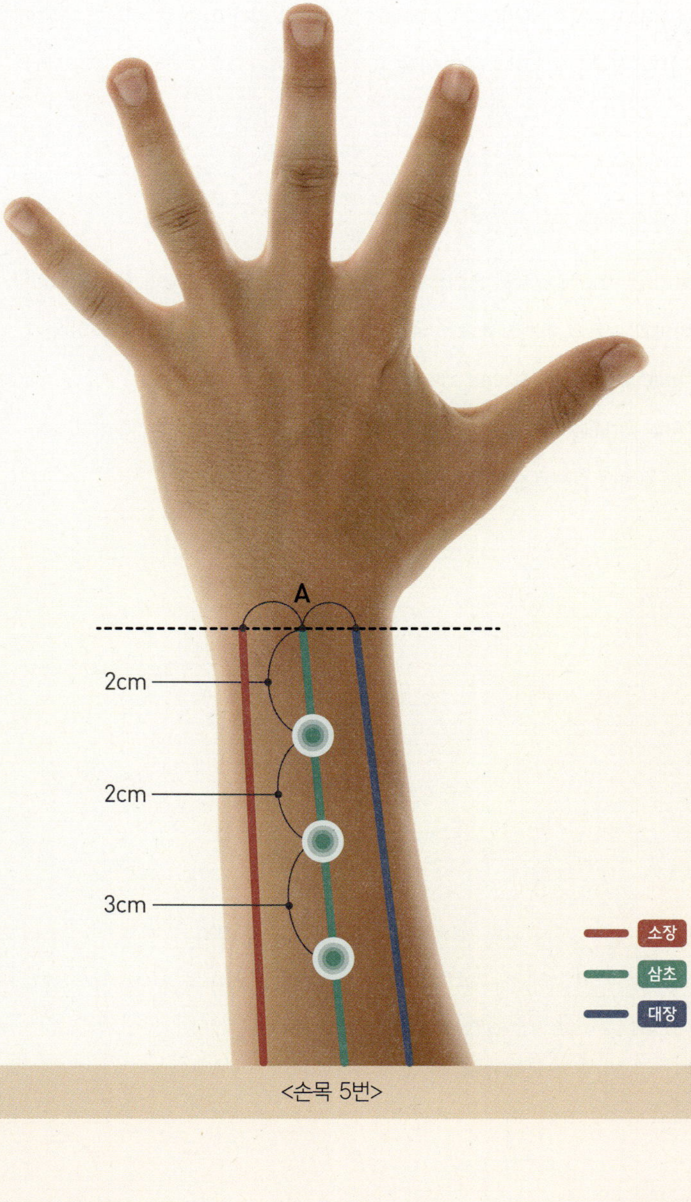

<손목 5번>

03 전면 편두통

앞쪽 머리가 아픈 증상을 없애보자.

오른쪽 앞머리 통증이라면 오른손에 붙이고, 왼쪽 앞머리 통증이라면 왼손에 붙이세요. 증상이 심한 경우는 양손에 붙이세요.

이렇게 찾으세요! (손목 2번)

1. 손목의 한 가운데 지점을 중심으로 팔목을 따라 올라가는 경락이 심포 경락이다.
2. 손바닥과 손목의 경계에서 2cm 위의 지점이 심포 경락의 첫 번째 자리이다.
3. 첫 번째 자리에서 2cm 위의 지점이 두 번째 자리이다.
4. 두 번째 자리에서 2cm 위의 지점이 심포 경락의 세 번째 자리이다.
5. 이 세 자리에 오행자금 백금색 패치나 자석의 S극을 붙인다.

알아보기

전면 편두통은 이마 옆쪽, 관자놀이 주변의 두통을 말한다. 심포 경락은 더운 기운을 아래로 내려 보내는 순환의 역할을 한다. 이 기능이 과하여 내장의 에너지 또한 강해지면 역류성 식도염이나 위염 등의 증상이 생기는데, 이러한 증상과 함께 동반되는 것이 전면 편두통이다.

오행자금 (자석 S극) 붙이기

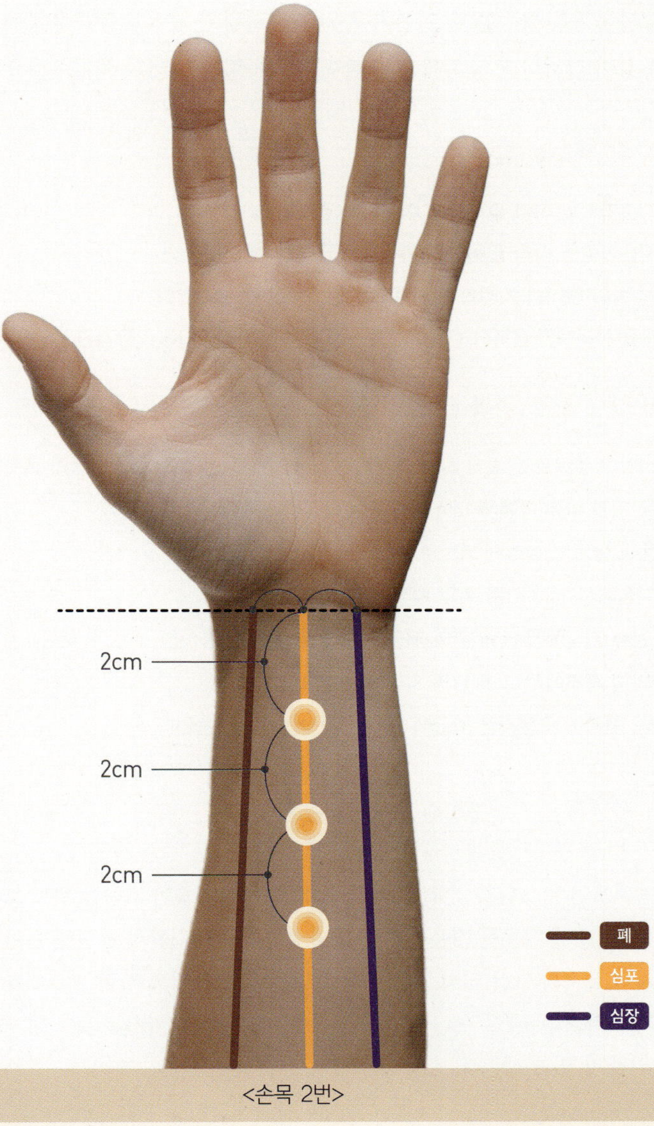

<손목 2번>

04 현기증 + 소화불량

소화가 안 되고, 어지러운 증상을 없애보자.

양손의 합곡혈을 눌렀을 때 아픈쪽 손의 합곡혈과 손목 6번 경락에 붙이세요. 만약 증상이 심하다면 양쪽에 모두 붙이고 합곡혈을 눌러서 풀어주세요.

이렇게 찾으세요! (합곡)

1. 검지손가락을 따라 팔목으로 이어지는 경락을 찾는다.
2. 엄지손가락을 따라 팔목으로 이어지는 경락을 찾는다.
3. 두 경락이 만나는 지점과 검지손가락 끝 정중앙을 눌러본다.
4. 그곳을 눌러보면 움푹하게 들어가있는 지점이 있는데 여기에 오행자금 백금색 패치를 붙인다.

이렇게 찾으세요! (손목 6번)

1. 손바닥이 얼굴로 향하게 하여 팔꿈치가 굽혀지도록 한 상태에서 다음의 혈자리를 찾는다.
2. 팔등 제일 바깥 쪽에서 1cm 가량 안쪽의 자리인 소장 경락을 찾자.
3. 손등과 팔목의 경계가 되는 A 지점을 찾자.
4. A 지점에서 2cm 가량 위의 지점이 첫 번째 자리이다.
5. 첫 번째 자리에서 2cm 위의 지점이 두 번째 자리이다.
6. 두 번째 자리에서 2cm 위의 지점이 세 번째 자리이다.
7. 이 세 자리에 오행자금 백금색 패치나 자석의 S극을 붙인다.

알아보기

어지러우면서 소화가 안 될 때이다. 소장 경락은 따뜻한 기운을 위로 보내는 역할을 한다. 이때 따뜻한 기운이 과하게 올라가면 소화기관의 균형이 틀어져 머리는 어지럽고 소화가 잘 되지 않는 증상이 나타난다. 그림의 자리에 오행자금 백금색 패치나 자석의 S극을 붙이면 따뜻한 기운이 과하게 올라가는 것을 방지하여 균형을 맞출 수 있게 해준다.

오행자금 (자석 S극) 붙이기

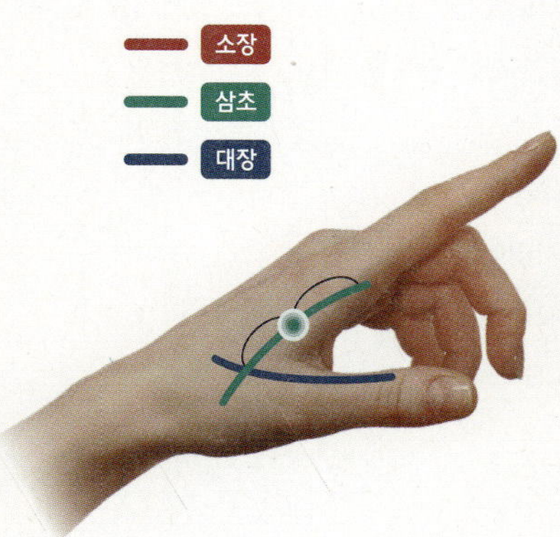

<합곡>

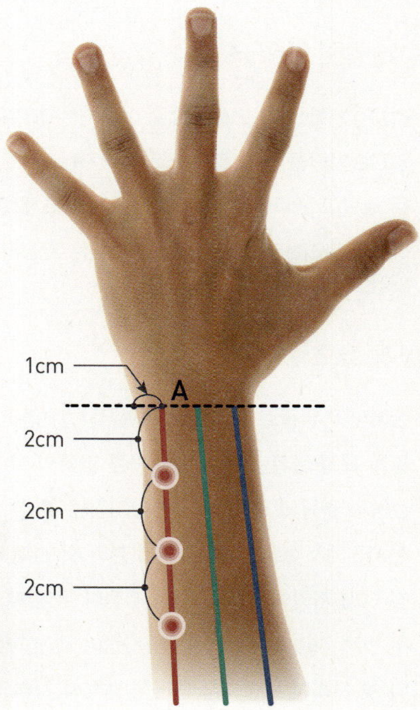

<손목 6번>

05 두통+소화불량

소화가 안 되고, 머리가 아픈 증상을 없애보자.

양손의 합곡혈을 눌러보고 아픈쪽 손의 합곡혈과 손목 4번 경락에 붙이세요.
만약 증상이 심하다면 양쪽에 붙이고 합곡혈을 눌러서 풀어주세요.

이렇게 찾으세요! (합곡)

1. 검지손가락을 따라 팔목으로 이어지는 경락을 찾는다.
2. 엄지손가락을 따라 팔목으로 이어지는 경락을 찾는다.
3. 두 경락이 만나는 지점과 검지손가락 끝 정중앙을 눌러본다.
4. 그곳을 눌러보면 움푹하게 들어가있는 지점이 있는데 여기에 오행자금 백금색 패치나 자석의 S극을 붙인다.

이렇게 찾으세요! (손목 4번)

1. 손바닥이 얼굴로 향하게 하여 팔꿈치가 굽혀지도록 한 상태에서 다음의 혈자리를 찾는다.
2. 팔등 제일 바깥 쪽에서 1cm 가량 안쪽의 자리인 대장 경락을 찾자.
3. 손등과 팔목의 경계가 되는 A 지점을 찾자.
4. A 지점에서 2cm 가량 위의 지점이 첫 번째 자리이다.
5. 첫 번째 자리에서 2cm 위의 지점이 두 번째 자리이다.
6. 두 번째 자리에서 2cm 위의 지점이 세 번째 자리이다.
7. 이 세 자리에 오행자금 백금색 패치나 자석의 S극을 붙인다.

알아보기

대장 경락은 차가운 기운을 위로 보내는 역할을 하는데 대장 경락의 기운이 과해지면, 차가운 기운을 위로 보내는 기운이 과해진다는 뜻이다. 이렇게 되면 머리가 아프고, 소화기관도 차가워져 소화불량의 증상이 나타난다. 여기에 오행자금 백금색이나 자석의 S극을 붙이면 대장 경락의 기운을 약하게 하여 차가운 기운이 올라가는 것을 약하게 하여 균형을 맞춰준다.

오행자금 (자석 S극) 붙이기

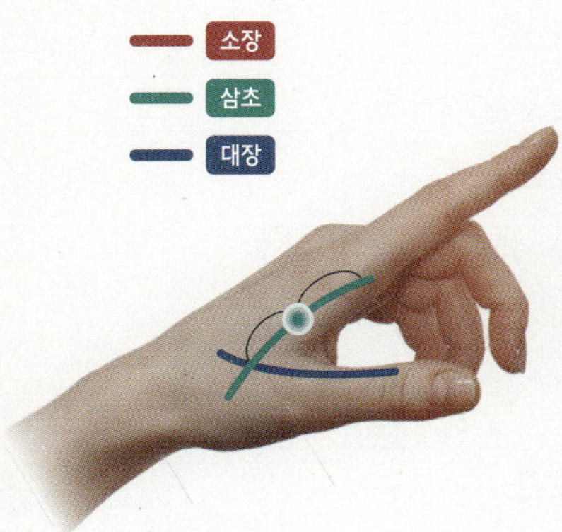

<합곡>

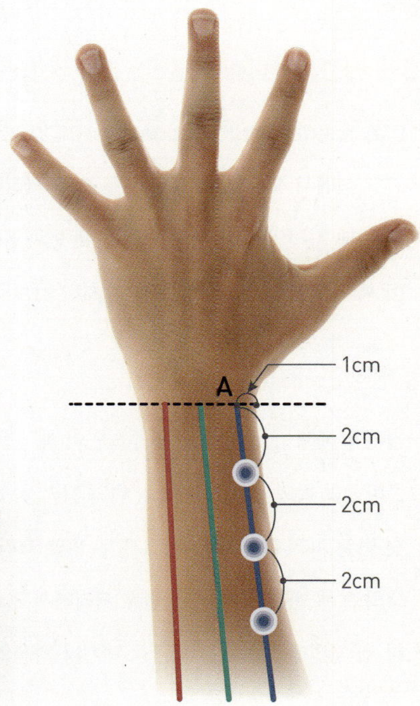

<손목 4번>

06 두통+몸살

두통과 함께 온몸의 관절 마디가 아픈 증상을 없애보자.

머리가 아픈 쪽의 손목과 발목에 붙이세요.
증상이 심하면 양쪽에 모두 붙이고 각 경락의 첫 번째 자리를 눌러서 풀어주세요.

이렇게 찾으세요! (발목 3번)

1. 안쪽 복숭아뼈의 바깥쪽과 아래쪽이 직각으로 만나는 점이 비장 경락의 첫 번째 자리이다.
2. 그 지점에서 4cm 위의 자리가 두 번째 자리이다.
3. 두 번째 자리의 3cm 위의 자리가 세 번째 자리이다.
4. 이 세 자리에 오행자금 백금색 패치나 자석의 S극을 붙인다.

이렇게 찾으세요! (손목 3번)

1. 팔목 끝에서 1cm 가량 안쪽의 라인이 폐 경락이다.
2. 손바닥과 팔의 경계에서 2cm 위의 자리가 첫 번째 자리이다.
3. 첫 번째 자리 2cm 위의 자리가 두 번째 자리이다.
4. 그리고 세 번째 자리는 두 번째 자리에서 3cm 위의 자리이다.
5. 이 세 자리에 오행자금 백금색 패치나 자석의 S극을 붙인다.

알아보기

폐와 비장은 습을 담당하는 장부이다. 폐는 상체에서 안개 같은 촉촉한 기운을 만들어 아래로 보내고, 비장은 걸쭉하고 축축한 기운을 만들어 위로 보내는 역할을 한다. 이들의 기운이 과하여 오는 증상이 두통과 몸살이다. 이 두 장부의 기운이 과해지면 살이 찌고 관절이 아프며, 몸이 무겁게 된다. 과해진 이 두 장부의 기운을 약하게 하여 몸의 균형을 찾을 수 있도록 해준다.

오행자금 (자석 S극) 붙이기

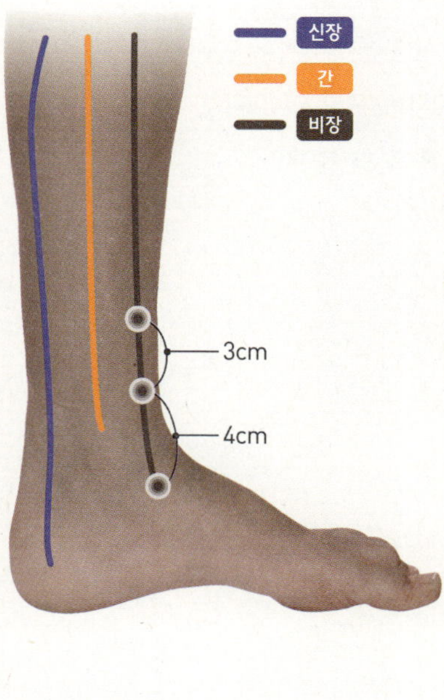

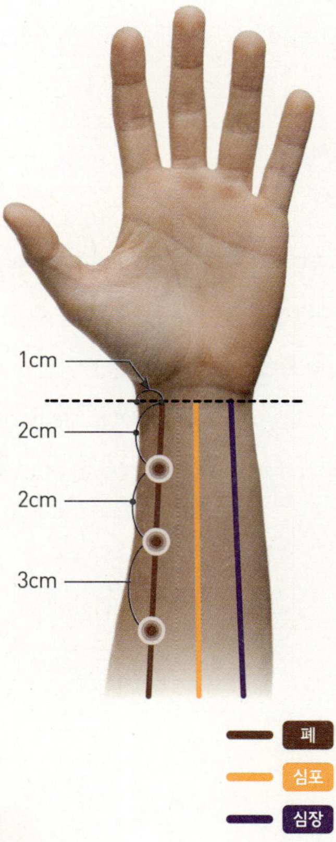

<발목 3번>

<손목 3번>

07 앞머리 통증

머리 앞쪽, 이마쪽이 아픈 증상을 없애보자.

오른쪽 앞머리 통증이라면 오른손에 붙이고, 왼쪽 앞머리 통증이라면 왼손에 붙이세요. 증상이 심한 경우는 양손에 붙이고 경락의 첫 번째 자리를 눌러서 풀어주세요.

이렇게 찾으세요! (손목 1번)

1. 팔목 끝에서 1cm 가량 안쪽의 라인이 심장 경락이다.
2. 손바닥과 팔의 경계에서 2cm 위의 자리가 첫 번째 자리이다.
3. 첫 번째 자리 2cm 위의 자리가 두 번째 자리이다.
4. 그리고 세 번째 자리는 두 번째 자리에서 3cm 위의 자리이다.
5. 이 세 자리에 오행자금 백금색 패치나 자석의 S극을 붙인다.

알아보기

앞쪽의 머리가 아픈 것은 심장의 기운이 과하여 나타나는 증상이다. 이 기운이 과해지면 눈이 충혈되거나 혀에 이상이 생기고, 기관지와 목구멍에도 통증이 온다. 오행자금 백금색 패치나 자석의 S극을 이 자리에 붙이면, 과해진 심장의 기운을 낮추어 균형을 찾도록 해준다.

오행자금 (자석 S극) 붙이기

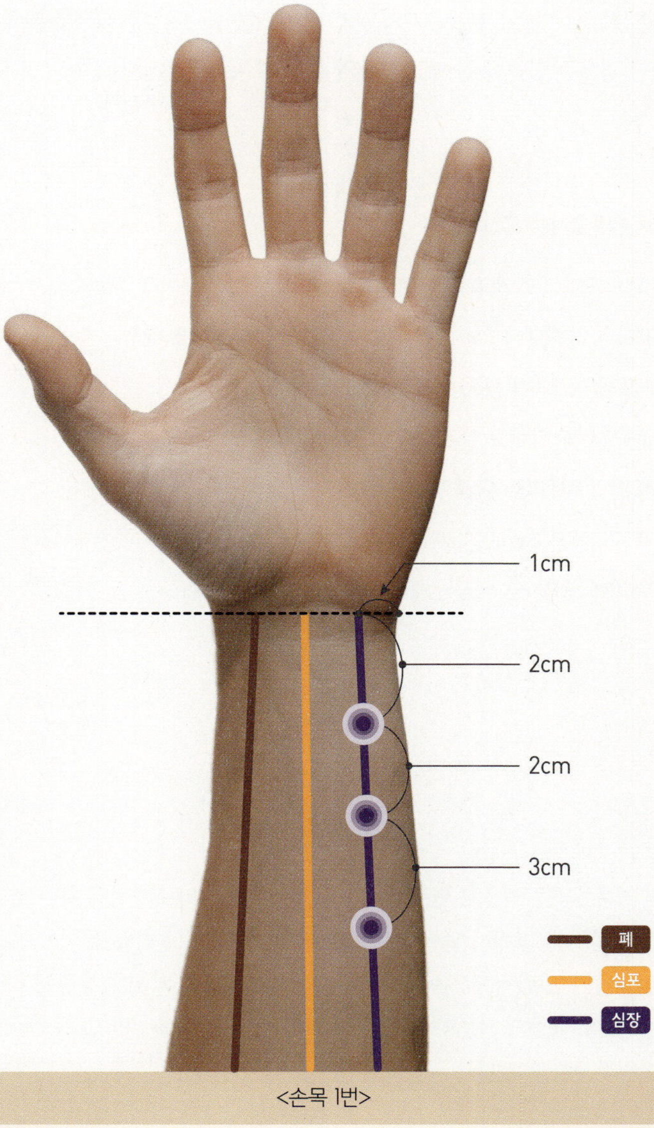

<손목 1번>

08 정수리 부위 통증

정수리 부위가 아픈 증상을 없애보자.

머리가 아픈 쪽 손에 붙이거나 양손의 첫 번째 자리를 눌렀을 때 아픈 쪽 손에 붙이세요. 증상이 심한 경우는 양손에 붙이고 경락의 첫 번째 자리를 눌러서 풀어주세요.

이렇게 찾으세요! (손목 4번)

1. 손바닥이 얼굴로 향하게 하여 팔꿈치가 굽혀지도록 한 상태에서 다음의 혈자리를 찾는다.
2. 팔등 제일 바깥 쪽에서 1cm 가량 안쪽의 자리인 대장 경락을 찾자.
3. 손등과 팔목의 경계가 되는 A 지점을 찾자.
4. A 지점에서 2cm 가량 위의 지점이 첫 번째 자리이다.
5. 첫 번째 자리에서 2cm 위의 지점이 두 번째 자리이다.
6. 두 번째 자리에서 2cm 위의 지점이 세 번째 자리이다.
7. 이 세 자리에 오행자금 백금색 패치나 자석의 S극을 붙인다.

알아보기

대장의 기운은 본질적으로 위로 향하는 동시에 건조시키고 차갑게 하는 성질이다. 이 기운이 과하면, 밤이나 날씨가 추워졌을 때 어깨나 팔에 견딜 수 없을 정도의 통증이 심해진다. 일반적으로 어깨나 팔이 시릴 때 정수리 부위의 통증이 동반된다고 볼 수 있다. 대장의 기운이 과해져서 나타나는 이 증상을 대장의 기운을 낮추는 것으로 완화시킬 수 있다.

오행자금 (자석 S극) 붙이기

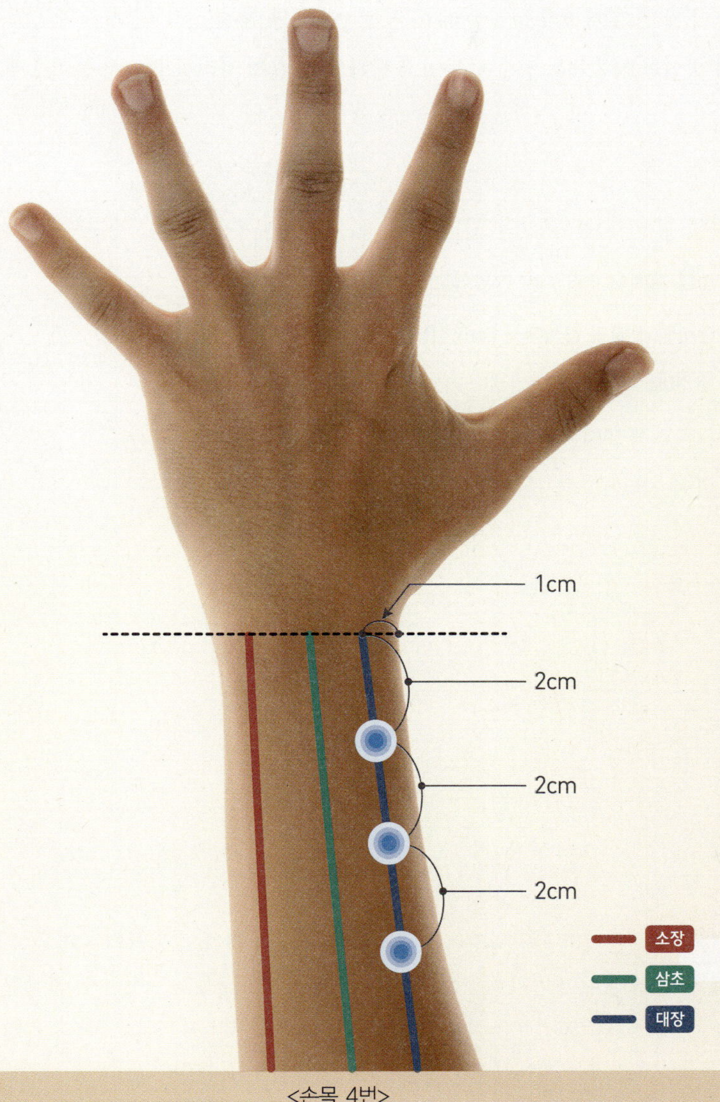

<손목 4번>

09 어지럼증

어지러운 증상을 없애보자.

양손의 첫 번째 자리를 눌렀을 때 아픈 쪽 손에 붙이세요.
증상이 심한 경우에는 양손에 붙이고 경락의 첫 번째 자리를 눌러서 풀어주세요.

이렇게 찾으세요! (손목 1번)

1. 팔목 끝에서 1cm 가량 안쪽의 라인이 심장 경락이다.
2. 손바닥과 팔의 경계에서 2cm 위의 자리가 첫 번째 자리이다.
3. 첫 번째 자리 2cm 위의 자리가 두 번째 자리이다.
4. 그리고 세 번째 자리는 두 번째 자리에서 3cm 위의 자리이다.
5. 이 세 자리에 오행자금 백금색 패치나 자석의 S극을 붙인다.

알아보기

심장이 두근거리면서 어지러운 증상이다. 심장에 통증이 동반되는 경우도 있다. 심장이 빨리 뛰어 머리 쪽으로 올라가는 기운이 과하게 되는 것이 이 증상의 원인이라고 볼 수 있다. 이 자리에 오행자금 백금색 패치나 자석의 S극을 붙이면 머리 쪽으로 올라가는 기운이 과하게 되는 것을 약하게 할 수 있다.

오행자금 (자석 S극) 붙이기

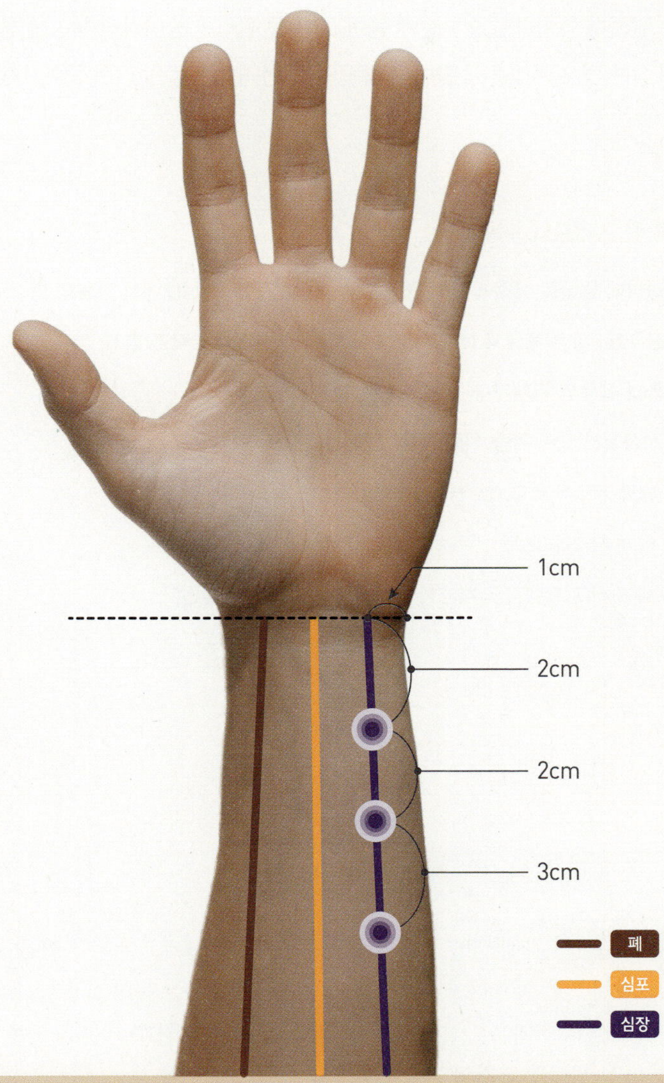

<손목 1번>

10 이명, 중이염 등 귀의 통증

귀가 아픈 증상을 없애보자.

오른쪽 귀의 통증이라면 오른손에 붙이고, 왼쪽 귀의 통증이라면 왼손에 붙이세요.
증상이 심한 경우는 양손에 붙이고 경락의 첫 번째 자리를 눌러서 풀어주세요.

이렇게 찾으세요! (손목 4번)

1. 손바닥이 얼굴로 향하게 하여 팔꿈치가 굽혀지도록 한 상태에서 다음의 혈 자리를 찾는다.
2. 팔등 제일 바깥 쪽에서 1cm 가량 안쪽의 자리인 대장 경락을 찾자.
3. 손등과 팔목의 경계가 되는 A 지점을 찾자.
4. A 지점에서 2cm 가량 위의 지점이 첫 번째 자리이다.
5. 첫 번째 자리에서 2cm 위의 지점이 두 번째 자리이다.
6. 두 번째 자리에서 2cm 위의 지점이 세 번째 자리이다.
7. 이 세 자리에 오행자금 백금색 패치나 자석의 S극을 붙인다.

알아보기

대장의 기운이 과해지면, 귀에 따뜻한 기운이 부족해지고 차가운 기운은 과해진다. 그렇게 되면 귀에 다양한 소리가 나거나 진물이 나는 등의 염증 증상이 나타난다. 과해진 대장 기운을 약하게 하는 것으로 귀에도 따뜻한 기운을 북돋아, 이명, 중이염 등 귀의 통증을 완화시킬 수 있다.

오행자금 (자석 S극) 붙이기

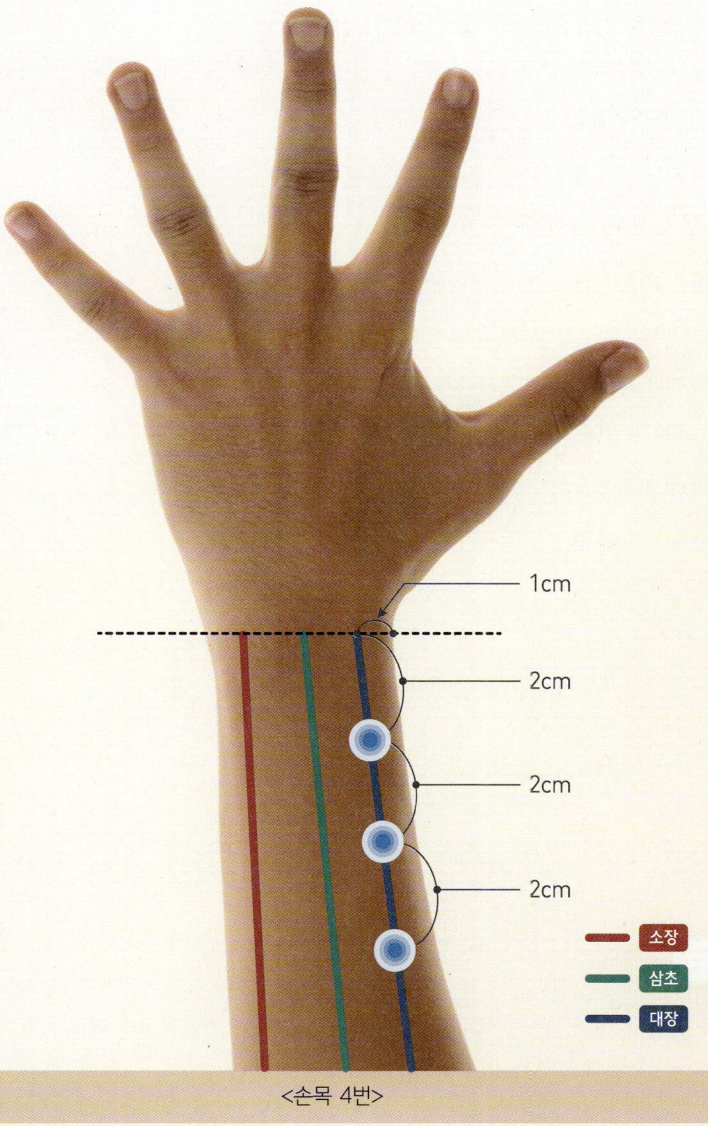

<손목 4번>

11 결막염

결막염 증상을 없애보자.

양쪽 눈 중에 아픈 쪽의 손에 붙이세요.
양쪽눈에 결막염이 생겼거나 증상이 심한 경우는 양손에 붙이고 경락의 첫 번째 자리를 눌러서 풀어주세요.

이렇게 찾으세요! (손목 1번)

1. 팔목 끝에서 1cm 가량 안쪽의 라인이 심장 경락이다.
2. 손바닥과 팔의 경계에서 2cm 위의 자리가 첫 번째 자리이다.
3. 첫 번째 자리 2cm 위의 자리가 두 번째 자리이다.
4. 그리고 세 번째 자리는 두 번째 자리에서 3cm 위의 자리이다.
5. 이 세 자리에 오행자금 백금색 패치나 자석의 S극을 붙인다.

알아보기

안구를 덮고 있는 결막에 염증이 생기는 증상을 결막염이라고 부른다. 심장의 기운이 과해지면 결막에도 뜨거운 기운, 열이 쌓이는데 이것을 염증이 생기는 원인으로 볼 수 있다. 이러한 증상이 있을 때 이 자리에 오행자금 백금색 패치나 자석의 S극을 붙여 이 열을 내리면 증상을 완화시킬 수 있다.

오행자금 (자석 S극) 붙이기

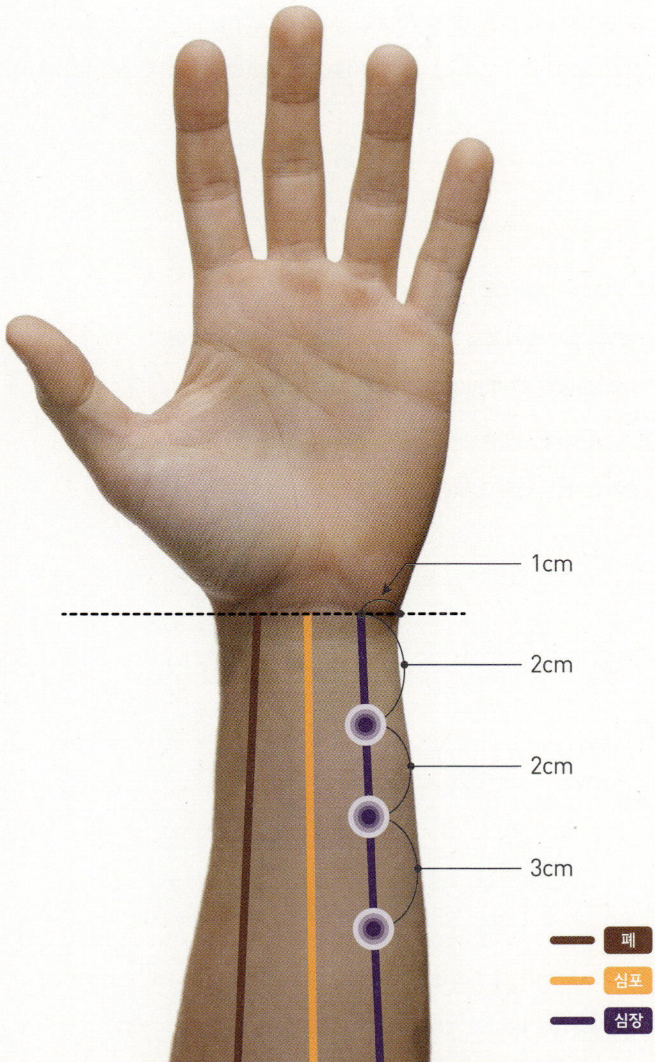

<손목 1번>

12 코막힘, 콧물

코가 막히거나 콧물이 나는 증상을 없애보자.

양손의 첫 번째 자리를 눌렀을 때 아픈 쪽 손에 붙이세요.

증상이 심한 경우에는 양손에 붙이고 경락의 첫 번째 자리를 눌러서 풀어주세요.

이렇게 찾으세요! (손목 3번)

1. 팔목 끝에서 1cm 가량 안쪽의 라인이 폐 경락이다.
2. 손바닥과 팔의 경계에서 2cm 위의 자리가 첫 번째 자리이다.
3. 첫 번째 자리 2cm 위의 자리가 두 번째 자리이다.
4. 그리고 세 번째 자리는 두 번째 자리에서 3cm 위의 자리이다.
5. 이 세 자리에 오행자금 백금색 패치나 자석의 S극을 붙인다.

알아보기

폐에 차갑고 습한 기운이 과해지면 코가 막히거나 콧물이 난다. 이 때 오행자금 백금색 패치를 붙이면, 따뜻한 기운을 북돋게 할 수 있다. 그러면 콧물이나 코막힘 증상이 쉽게 완화되는 경험을 할 수 있다.

오행자금 (자석 S극) 붙이기

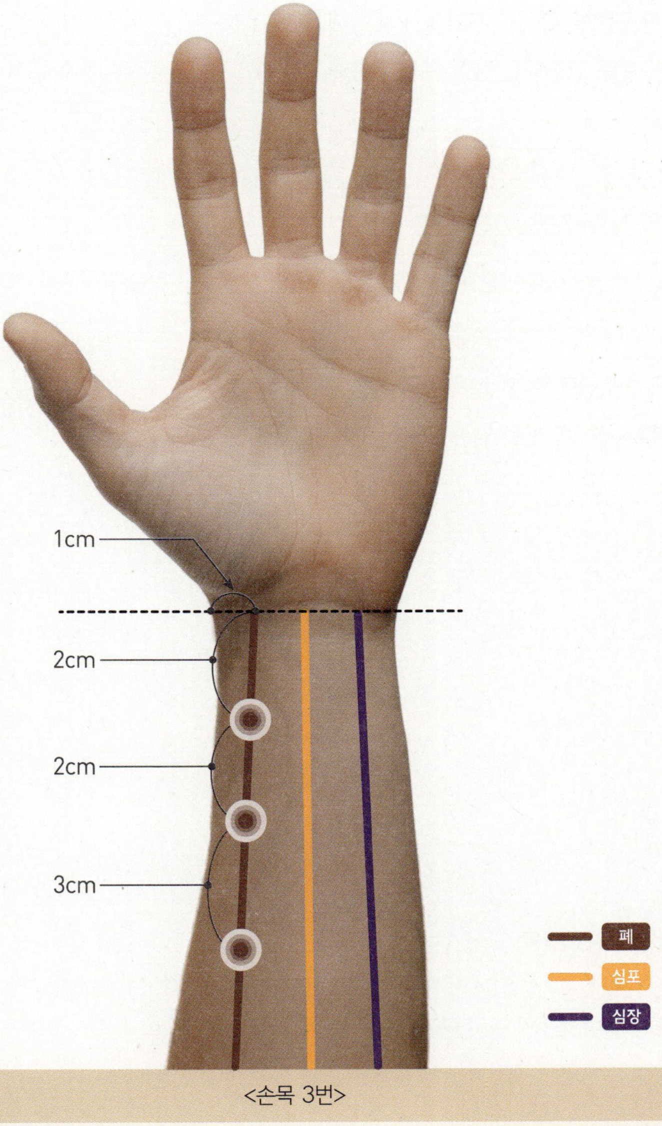

<손목 3번>

13 눈의 피로

눈이 피로하고 아파요. 혹은 눈물이 나거나 안압이 높은 증상을 없애보자.

눈에 피로감이 심한 쪽의 발목에 붙이세요.

증상이 심한 경우에는 양쪽 발목에 붙이고 경락의 첫 번째 자리를 눌러서 풀어주세요.

이렇게 찾으세요! (발목 5번)

1. 바깥쪽 복숭아뼈의 한가운데에서 4cm 올라간 지점이 담 경락의 첫 번째 자리이다.
2. 첫 번째 자리에서 4cm 위의 자리가 두 번째 자리이다.
3. 두 번째 자리에서 4cm 위의 자리가 세 번째 자리이다.
4. 이 세 자리에 오행자금 백금색 패치나 자석의 S극을 붙인다

알아보기

담경락은 머리 쪽의 양기를 아래쪽으로 내려가게 하는 역할을 한다. 머리 쪽의 양기가 아래쪽으로 지나치게 내려가면, 눈이 피로해진다. 이 자리에 오행자금 백금색 패치나 자석의 S극을 붙이면, 담의 기운이 지나치게 아래쪽으로 내려가게 하지 않아 눈의 피로감을 더는 데 도움이 되는 것을 경험할 수 있다.

오행자금 (자석 S극) 붙이기

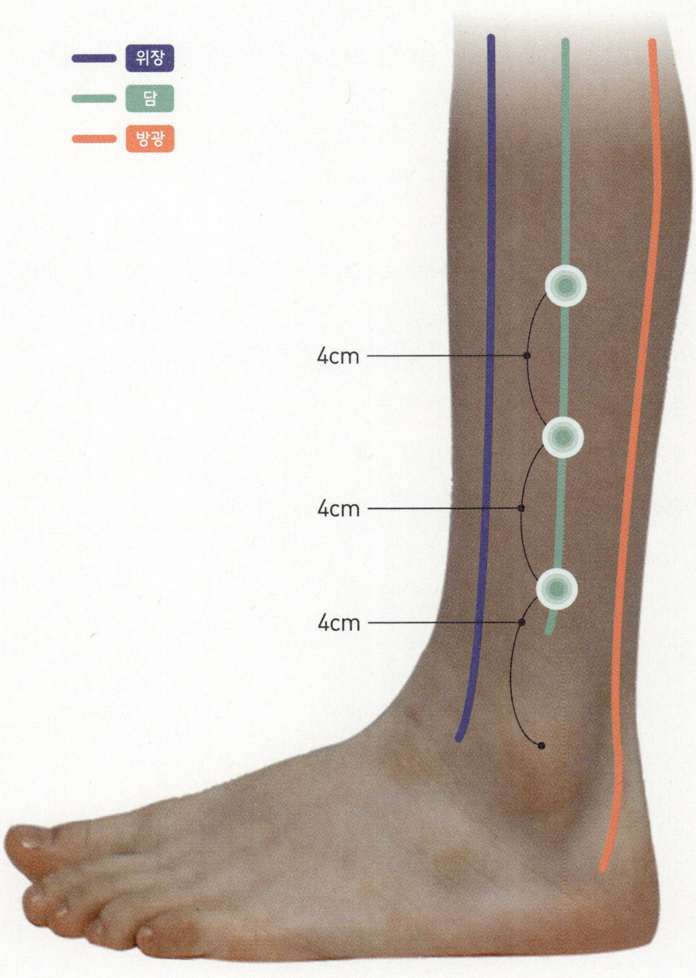

<발목 5번>

14 축농증

축농증 증상을 없애보자.

양쪽 발목의 각 경락에서 첫 번째 자리를 눌렀을 때 아픈 쪽에 붙이세요.

증상이 심한 경우에는 양쪽 발목에 붙이고 경락의 첫번째 자리를 눌러서 풀어주세요.

이렇게 찾으세요! (발목 4번)

1. 바깥쪽 복숭아뼈의 가장자리와 정강이 사이의 정중앙에서 정강이를 따라 올라가는 자리가 위장 경락이다.
2. 복숭아뼈의 가장 아래쪽에서 4cm 위의 자리가 첫 번째 자리이다.
3. 첫 번째 자리에서 4cm 위의 자리가 두 번째 자리이다.
4. 두 번째 자리에서 4cm 위의 자리가 세 번째 자리이다.
5. 이 세 자리에 오행자금 백금색 패치나 자석의 S극을 붙인다.

알아보기

위장 경락은 열이 많고 건조한 성질을 가진다. 축농증은 이 기운이 과해질 때 주로 발생하는데, 오행자금 백금색이나 자석의 S극을 붙이면 이 증상을 완화시킬 수 있다.

오행자금 (자석 S극) 붙이기

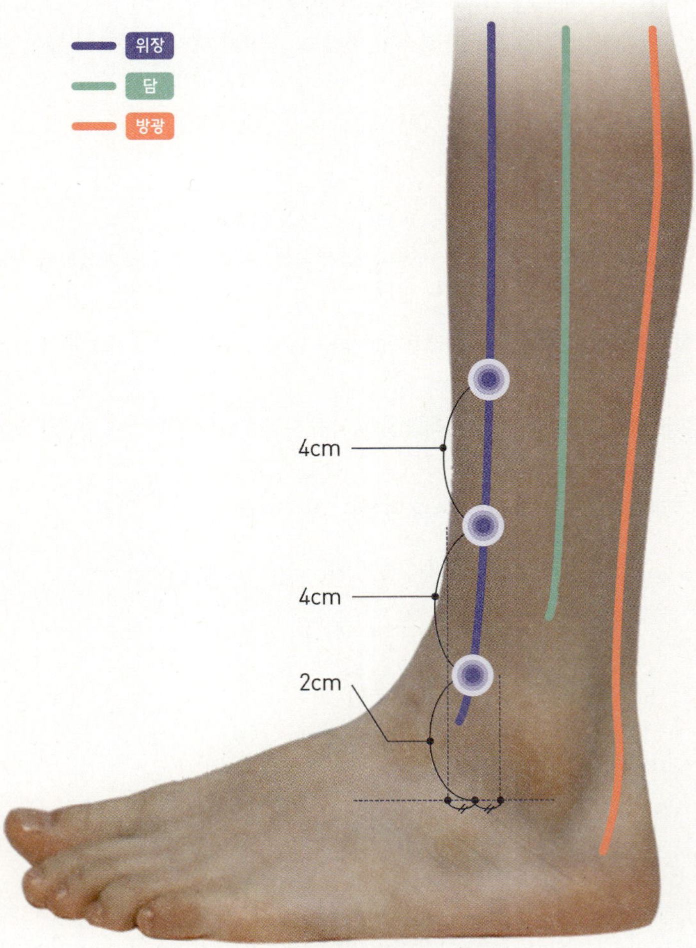

<발목 4번>

15 안색이 어두움

검고 어두워진 안색을 밝게 해보자.

양쪽 발목의 각 경락에서 첫 번째 자리를 눌렀을 때 아픈 쪽에 붙이세요.

증상이 심한 경우에는 양쪽 발목에 붙이고 경락의 첫 번째 자리를 눌러서 풀어주세요.

이렇게 찾으세요! (발목 1번)

1. 발목 안쪽 복숭아뼈 중심점에서 2cm 뒤쪽, 발목 끝에서는 1cm 안쪽의 지점이 두 번째 자리이다.
2. 그 지점을 중심으로 위로 3cm, 아래로 3cm 되는 지점이 신장 경락의 세 번째와 첫 번째 자리가 된다.
3. 그 지점을 중심으로 위로 3cm, 아래로 3cm 되는 지점이 신장 경락의 세 번째와 첫 번째 자리가 된다.
4. 이 세 자리에 오행자금 백금색 패치나 자석의 S극을 붙인다.

알아보기

신장 경락은 더운 성질을 지니며, 위로 올라가는 기운이다. 이 기운이 과해지면 목이 쉬거나 기침이 나고, 이 기운이 올라가 얼굴에 오랫동안 정체되면 얼굴 빛이 어둡고 검게 된다. 이 자리에 오행자금 백금색 패치나 자석의 S극을 붙이면 과해진 신장의 기능을 약하게 하여, 균형을 맞출 수 있게 한다.

오행자금 (자석 S극) 붙이기

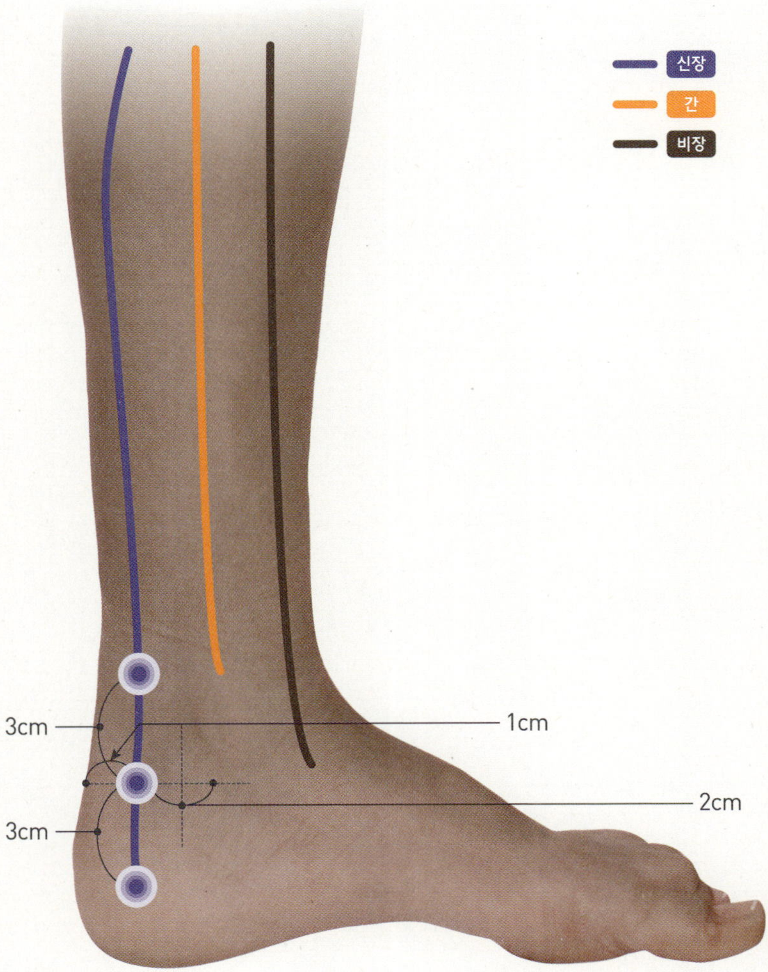

<발목 1번>

이럴 땐 이렇게! 누구나 쉽게 사용하는 SOS 건강법

2

목이나 어깨에 자주 생기는 증상

01 오십견

어깨 통증, 오십견 증상에서 벗어나보자.

오른쪽 어깨가 아프다면 오른쪽에 붙이고, 왼쪽 어깨가 아프다면 왼쪽에 붙이세요. 증상이 심한 경우에는 양쪽 합곡혈과 손목에 붙이고 합곡혈을 눌러서 풀어주세요.

이렇게 찾으세요! (합곡)

1. 검지손가락을 따라 팔목으로 이어지는 경락을 찾는다.
2. 엄지손가락을 따라 팔목으로 이어지는 경락을 찾는다.
3. 두 경락이 만나는 지점과 검지손가락 끝 정중앙을 눌러본다.
4. 그곳을 눌러보면 움푹하게 들어가있는 지점이 있는데 여기에 오행자금 백금색 패치나 자석의 S극을 붙인다.

이렇게 찾으세요! (손목 6번)

1. 손바닥이 얼굴로 향하게 하여 팔꿈치가 굽혀지도록 한 상태에서 다음의 혈자리를 찾는다.
2. 팔등 제일 바깥 쪽에서 1cm 가량 안쪽의 자리인 소장 경락을 찾자.
3. 손등과 팔목의 경계가 되는 A 지점을 찾자.
4. A 지점에서 2cm 가량 위의 지점이 첫 번째 자리이다.
5. 첫 번째 자리에서 2cm 위의 지점이 두 번째 자리이다.
6. 두 번째 자리에서 2cm 위의 지점이 세 번째 자리이다.
7. 이 세 자리에 오행자금 백금색 패치나 자석의 S극을 붙인다.

알아보기

소장경의 따뜻한 기운이 과하여 올라가면 소화기관이 차가워져 어깨나 목이 아플 수 있다. 목이나 어깨, 팔꿈치 등이 아플 경우, 거의 모든 사람이 합곡이라는 자리를 눌러보면 대부분의 경우 통증을 느낀다. 소화기관이 차가워서 생기는 오십견은 소장 경락 금색편을 참고하여 붙이면 된다.

오행자금 (자석 S극) 붙이기

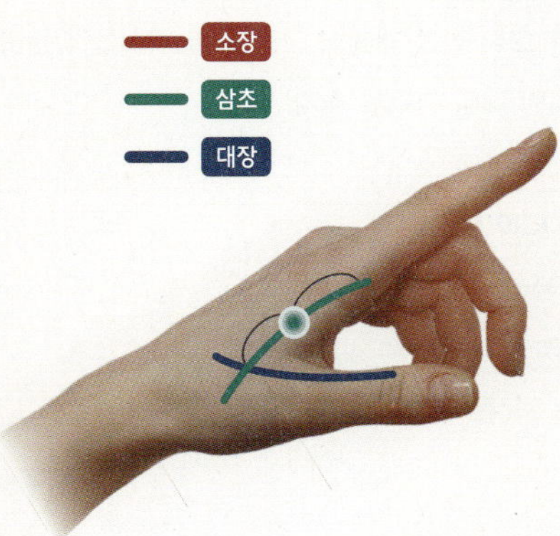

<합곡>

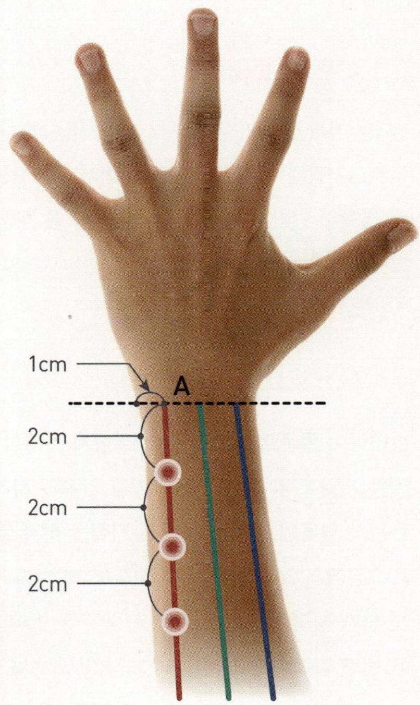

<손목 6번>

02 어깨통증

밤에 기온이 떨어지면 더 심해지는 통증을 없애보자.

오른쪽 어깨가 아프다면 오른쪽 손목에 붙이고, 왼쪽 어깨가 아프다면 왼쪽 손목에 붙이세요. 증상이 심한 경우에는 양쪽 합곡혈과 손목에 붙이고 합곡혈을 눌러서 풀어주세요.

이렇게 찾으세요! (합곡)

1. 검지손가락을 따라 팔목으로 이어지는 경락을 찾는다.
2. 엄지손가락을 따라 팔목으로 이어지는 경락을 찾는다.
3. 두 경락이 만나는 지점과 검지손가락 끝 정중앙을 눌러본다.
4. 그곳을 눌러보면 움푹하게 들어가 있는 지점이 있는데 여기에 오행자금 백금색 패치나 자석의 S극을 붙인다.

이렇게 찾으세요! (손목 4번)

1. 손바닥이 얼굴로 향하게 하여 팔꿈치가 굽혀지도록 한 상태에서 다음의 혈 자리를 찾는다.
2. 팔등 제일 바깥 쪽에서 1cm 가량 안쪽의 자리인 대장 경락을 찾자.
3. 손등과 팔목의 경계가 되는 A 지점을 찾자.
4. A 지점에서 2cm 가량 위의 지점이 첫 번째 자리이다.
5. 첫 번째 자리에서 2cm 위의 지점이 두 번째 자리이다.
6. 두 번째 자리에서 2cm 위의 지점이 세 번째 자리이다.
7. 이 세 자리에 오행자금 백금색 패치나 자석의 S극을 붙인다.

알아보기

목을 포함한 어깨 통증이 밤에 더 심해진다거나, 날씨가 추울 때 심해질 때 견디기 어려운 통증이나 시린감이 생길 때에는 대장경의 차가운 기운이 어깨나 목으로 올라갔기 때문이다. 합곡과 대장경 자리에 오행자금 백금색이나 자석의 S극을 붙이면 차가운 기운이 올라간 것을 내려, 그로 동반된 증상을 완화시킬 수 있다.

오행자금 (자석 S극) 붙이기

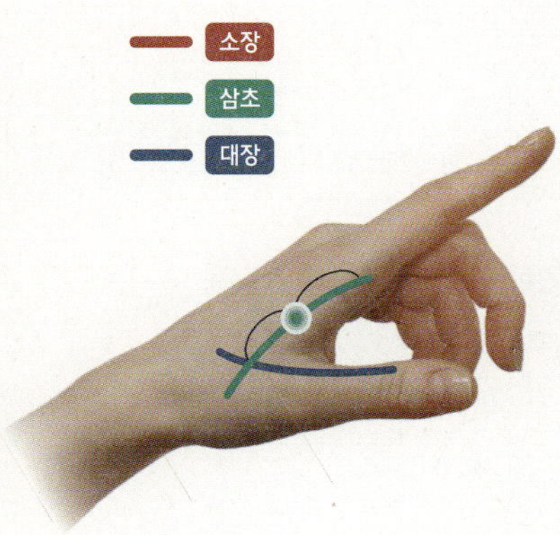

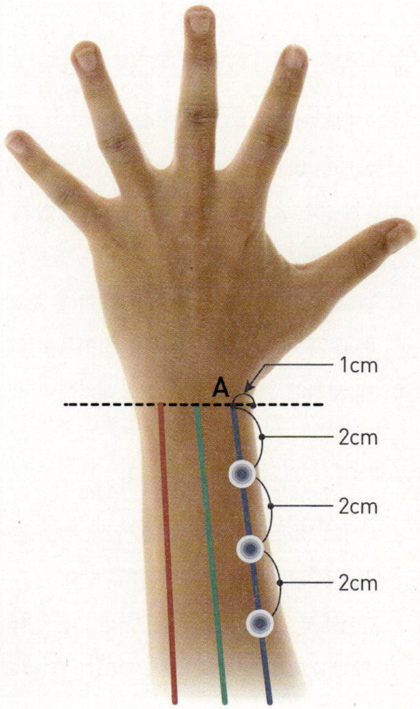

<합곡>

<손목 4번>

03 어깨와 팔의 관절 염증

어깨와 팔로 이어지는 관절의 염증으로 인한 통증을 없애보자.

오른쪽 어깨나 팔이 아프다면 오른쪽에 붙이고, 왼쪽 어깨나 팔이 아프다면 왼쪽에 붙이세요. 증상이 심한 경우에는 양쪽 합곡혈과 손목에 붙이고 합곡혈을 눌러서 풀어주세요.

이렇게 찾으세요! (손목 4번)

1. 손바닥이 얼굴로 향하게 하여 팔꿈치가 굽혀지도록 한 상태에서 다음의 혈 자리를 찾는다.
2. 팔등 제일 바깥 쪽에서 1cm 가량 안쪽의 자리인 대장 경락을 찾자.
3. 손등과 팔목의 경계가 되는 A 지점을 찾자.
4. A 지점에서 2cm 가량 위의 지점이 첫 번째 자리이다.
5. 첫 번째 자리에서 2cm 위의 지점이 두 번째 자리이다.
6. 두 번째 자리에서 2cm 위의 지점이 세 번째 자리이다.
7. 이 세 자리에 오행자금 백금색 패치나 자석의 S극을 붙인다.

이렇게 찾으세요! (손목 5번)

1. 손바닥이 얼굴로 향하게 하여 팔꿈치가 굽혀지도록 한 상태에서 다음의 혈 자리를 찾는다.
2. 손목의 정중앙 지점인 A 지점을 찾자.
3. A 지점에서 2cm 정도 위의 자리가 첫 번째 자리이다.
4. 첫 번째 자리에서 2cm 위의 자리가 두 번째 자리이다.
5. 두 번째 자리에서 3cm 위의 자리가 세 번째 자리이다.
6. 이 세 자리에 오행자금 백금색 패치나 자석의 S극을 붙인다.

이렇게 찾으세요! (합곡)

1. 검지손가락을 따라 팔목으로 이어지는 경락을 찾는다.
2. 엄지손가락을 따라 팔목으로 이어지는 경락을 찾는다.
3. 두 경락이 만나는 지점과 검지손가락 끝 정중앙을 눌러본다.
4. 그곳을 눌러보면 움푹하게 들어가있는 지점이 있는데 여기에 오행자금 백금색 패치나 자석의 S극을 붙인다.

오행자금 (자석 S극) 붙이기

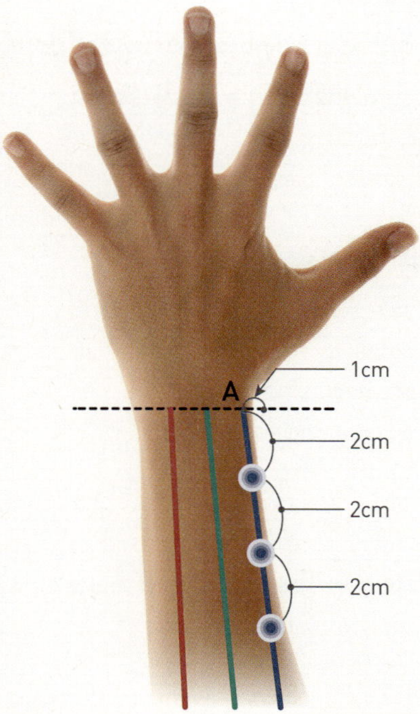

<손목 4번>

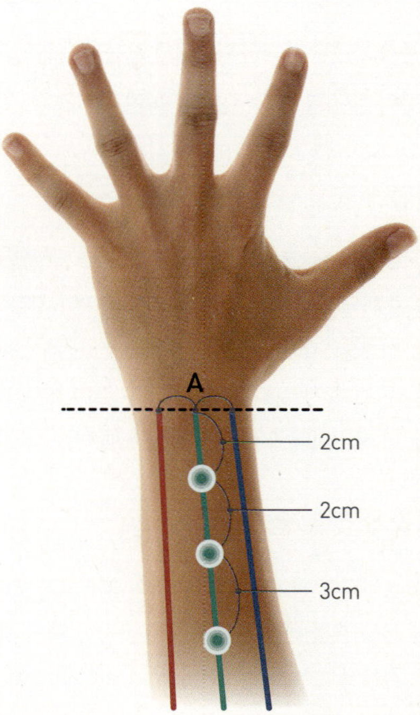

<손목 5번>

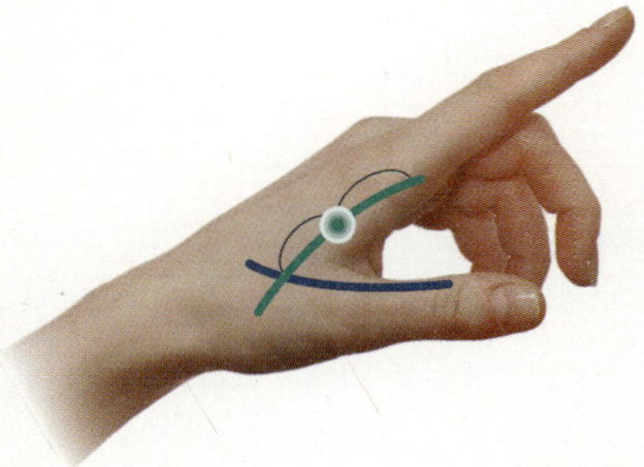

<합곡>

소장
삼초
대장

04 목과 가슴 부위의 통증

목 근육의 긴장과 과로로 인해 생긴 통증을 없애보자.

오른쪽 목이나 가슴이 아프다면 오른쪽에 붙이고, 왼쪽 목이나 가슴이 아프다면 왼쪽에 붙이세요. 증상이 심한 경우에는 양쪽 손목에 붙이고 각 경락의 첫 번째 자리를 눌러서 풀어주세요.

이렇게 찾으세요! (손목 2번)

1. 손목의 한 가운데 지점을 중심으로 팔목을 따라 올라가는 경락이 심포 경락이다.
2. 손바닥과 손목의 경계에서 2cm 위의 지점이 심포 경락의 첫 번째 자리이다.
3. 첫 번째 자리에서 2cm 위의 지점이 두 번째 자리이다.
4. 두 번째 자리에서 2cm 위의 지점이 심포 경락의 세 번째 자리이다.
5. 이 세자리에 오행자금 백금색 패치나 자석의 S극을 붙인다.

이렇게 찾으세요! (손목 6번)

1. 손바닥이 얼굴로 향하게 하여 팔꿈치가 굽혀지도록 한 상태에서 다음의 혈 자리를 찾는다.
2. 팔등 제일 바깥 쪽에서 1cm 가량 안쪽의 자리인 소장 경락을 찾자.
3. 손등과 팔목의 경계가 되는 A 지점을 찾자.
4. A 지점에서 2cm 가량 위의 지점이 첫 번째 자리이다.
5. 첫 번째 자리에서 2cm 위의 지점이 두 번째 자리이다.
6. 두 번째 자리에서 2cm 위의 지점이 세 번째 자리이다.
7. 이 세 자리에 오행자금 백금색 패치나 자석의 S극을 붙인다.

알아보기

목과 가슴 부위의 통증은 소장의 따뜻한 기운과 아래쪽으로 내려보내는 삼초 경락의 기운이 과하여 목과 가슴 부위의 통증이 올 수 있다. 이 자리에 오행자금 백금색 패치나 자석의 S극을 붙이면 그 증상을 완화시킬 수 있다.

오행자금 (자석 S극) 붙이기

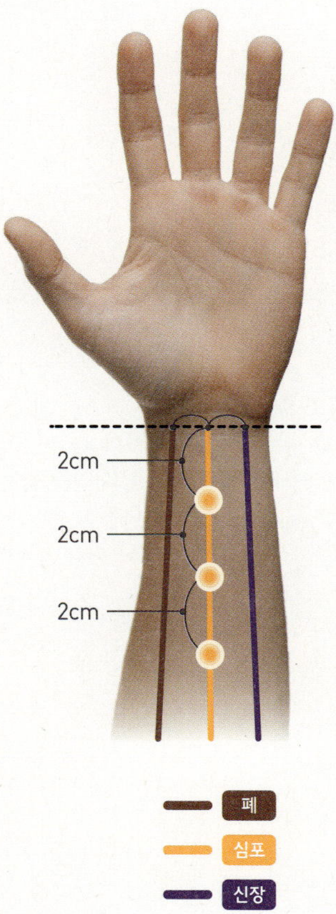

<손목 2번>

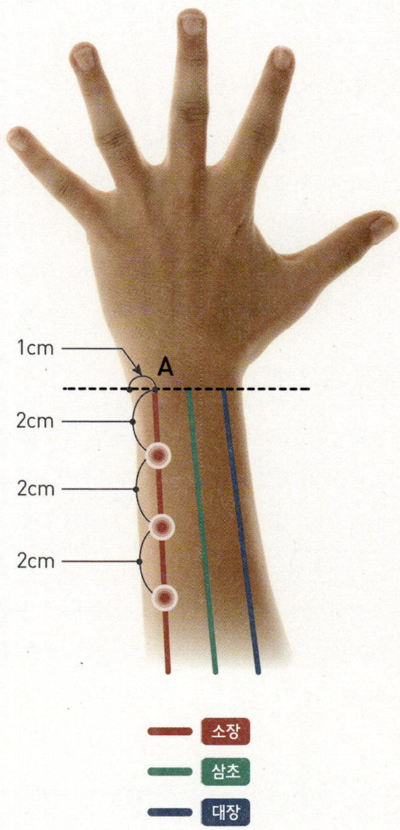

<손목 6번>

05 뒷목 통증

뒷목이 아픈 통증을 없애보자.

오른쪽 뒷목이 아프다면 오른쪽에 붙이고, 왼쪽 뒷목이 아프다면 왼쪽에 붙이세요. 증상이 심한 경우에는 양쪽 합곡혈과 손목에 붙이고 합곡혈을 눌러서 풀어주세요.

이렇게 찾으세요! (합곡)

1. 검지손가락을 따라 팔목으로 이어지는 경락을 찾는다.
2. 엄지손가락을 따라 팔목으로 이어지는 경락을 찾는다.
3. 두 경락이 만나는 지점과 검지손가락 끝 정중앙을 눌러본다.
4. 그곳을 눌러보면 움푹하게 들어가 있는 지점이 있는데 여기에 오행자금 백금색 패치나 자석의 S극을 붙인다.

이렇게 찾으세요! (손목 6번)

1. 손바닥이 얼굴로 향하게 하여 팔꿈치가 굽혀지도록 한 상태에서 다음의 혈 자리를 찾는다.
2. 팔등 제일 바깥 쪽에서 1cm 가량 안쪽의 자리인 소장 경락을 찾자.
3. 손등과 팔목의 경계가 되는 A 지점을 찾자.
4. A 지점에서 2cm 가량 위의 지점이 첫 번째 자리이다.
5. 첫 번째 자리에서 2cm 위의 지점이 두 번째 자리이다.
6. 두 번째 자리에서 2cm 위의 지점이 세 번째 자리이다.
7. 이 세 자리에 오행자금 백금색 패치나 자석의 S극을 붙인다.

알아보기

뒷목의 통증은 소장의 따뜻한 기운이 너무 많이 올라가서 나타나는 증상이다. 또한 소화와도 관련되어 있다. 잠을 잘 이루지 못하거나 장시간 목을 숙이고 일을 한 경우에도 이러한 증상이 나타나기도 한다. 소화와 관련된 합곡의 자리와 소장 경락 자리에 오행자금 백금색 패치나 자석의 S극을 붙인다.

오행자금 (자석 S극) 붙이기

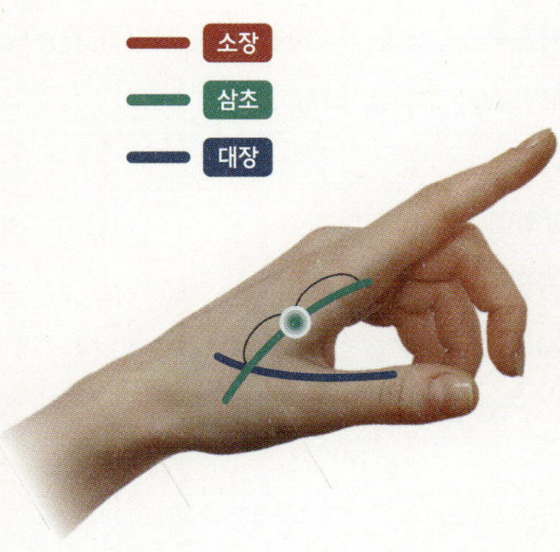

<합곡>

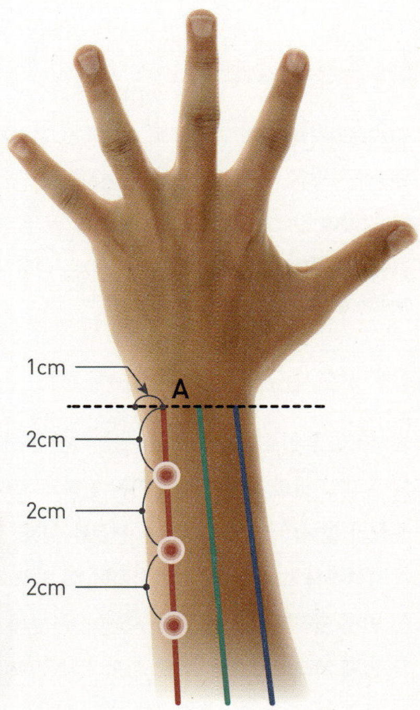

<손목 6번>

06 목 통증

잠을 잘 이루지 못하거나 장시간 목을 굽히고 일을 해서 생긴 아픈 목의 통증을 없애보자.

오른쪽 목이 아프다면 오른쪽에 붙이고, 왼쪽 목이 아프다면 왼쪽에 붙이세요.

증상이 심한 경우에는 양쪽 합곡혈과 손목에 붙이고 합곡혈을 눌러서 풀어주세요.

이렇게 찾으세요! (합곡)

1. 검지손가락을 따라 팔목으로 이어지는 경락을 찾는다.
2. 엄지손가락을 따라 팔목으로 이어지는 경락을 찾는다.
3. 두 경락이 만나는 지점과 검지손가락 끝 정중앙을 눌러본다.
4. 그곳을 눌러보면 움푹하게 들어가 있는 지점이 있는데 여기에 오행자금 백금색 패치나 자석의 S극을 붙인다.

이렇게 찾으세요! (손목 6번)

1. 손바닥이 얼굴로 향하게 하여 팔꿈치가 굽혀지도록 한 상태에서 다음의 혈 자리를 찾는다.
2. 팔등 제일 바깥 쪽에서 1cm 가량 안쪽의 자리인 소장 경락을 찾자.
3. 손등과 팔목의 경계가 되는 A 지점을 찾자.
4. A 지점에서 2cm 가량 위의 지점이 첫 번째 자리이다.
5. 첫 번째 자리에서 2cm 위의 지점이 두 번째 자리이다.
6. 두 번째 자리에서 2cm 위의 지점이 세 번째 자리이다.
7. 이 세 자리에 오행자금 백금색 패치나 자석의 S극을 붙인다.

알아보기

목과 어깨가 아프면서 뒷머리가 아픈 증상이 나타나는 후두통은 소장 경락을 지나는 따뜻한 기운이 머리 쪽으로 많이 올라가고 이로 인해 상체 쪽이 더워져 후두통이 생기는 것이다. 이 자리에 오행자금 백금색 패치나 자석의 S극을 붙이는 것은 상체로 올라가는 따뜻한 기운을 줄이면 증상이 쉽게 완화되는 것을 경험할 수 있다.

오행자금 (자석 S극) 붙이기

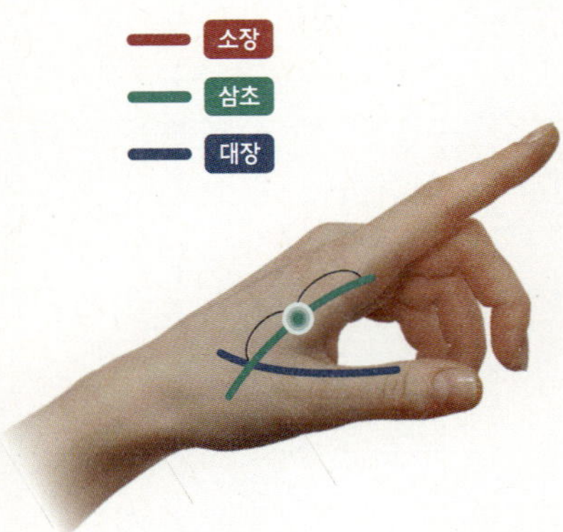

<합곡>

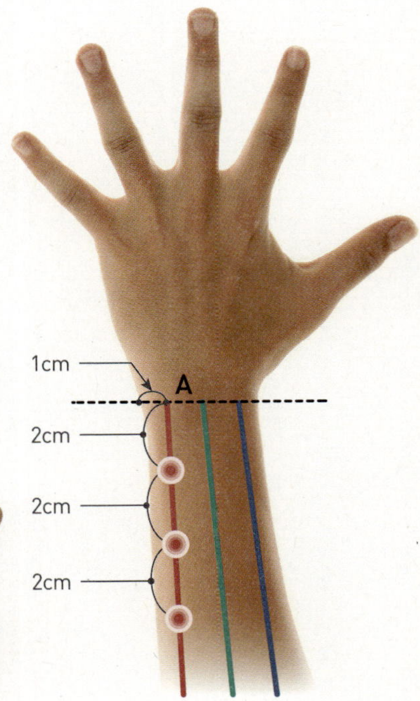

<손목 6번>

이럴 땐 이렇게! 누구나 쉽게 사용하는 SOS 건강법

3

팔꿈치와 손에 자주 생기는 증상

01 팔의 관절통

테니스, 배구 선수들에게 흔하게 나타나는 팔의 관절통을 없애보자.

오른팔에 관절통이 있다면 오른쪽에 붙이고, 왼팔에 관절통이 있다면 왼쪽에 붙이세요. 증상이 심한 경우에는 양쪽 합곡혈과 손목에 붙이고 합곡혈을 눌러서 풀어주세요.

이렇게 찾으세요! (합곡)

① 검지손가락을 따라 팔목으로 이어지는 경락을 찾는다.
② 엄지손가락을 따라 팔목으로 이어지는 경락을 찾는다.
③ 두 경락이 만나는 지점과 검지손가락 끝 정중앙을 눌러본다.
④ 그곳을 눌러보면 움푹하게 들어가 있는 지점이 있는데 여기에 오행자금 백금색 패치나 자석의 S극을 붙인다.

이렇게 찾으세요! (손목 5번)

① 손바닥이 얼굴로 향하게 하여 팔꿈치가 굽혀지도록 하자.
② 이 상태에서 손목의 정중앙 지점인 A 지점을 찾자.
③ A 지점에서 2cm 정도 위의 자리가 첫 번째 자리이다.
④ 첫 번째 자리에서 2cm 위의 자리가 두 번째 자리이다.
⑤ 두 번째 자리에서 3cm 위의 자리가 세 번째 자리이다.
⑥ 이 세 자리에 오행자금 백금색 패치나 자석의 S극을 붙인다.

알아보기

삼초경은 더운 기운을 위로 보내는 역할을 담당한다. 이 경락에 기운이 과해지면 팔에 균형이 틀어지게 되고, 이것은 관절통이 생기게 한다.

오행자금 (자석 S극) 붙이기

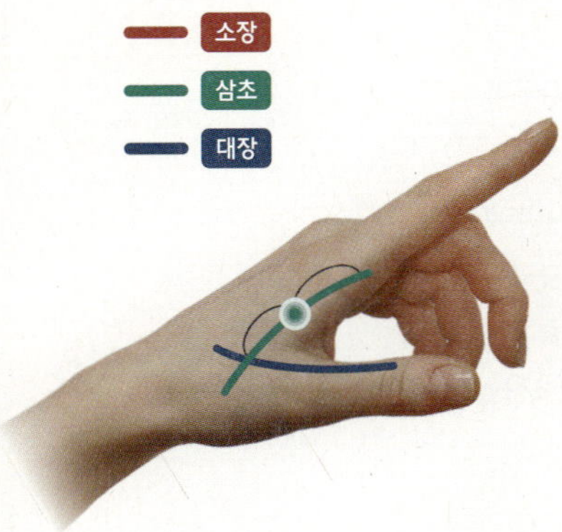

<합곡>

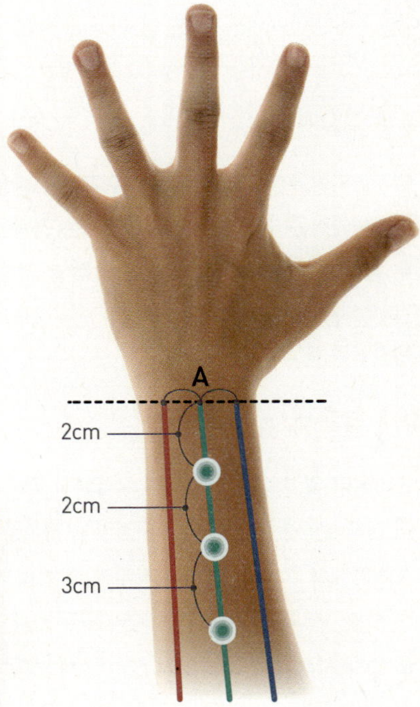

<손목 5번>

02 팔 운동신경의 둔화

팔 운동신경이 둔화된 걸 되돌려 보자.

오른팔 운동신경에 이상이 있다면 오른쪽에 붙이고, 왼팔 운동신경에 이상이 있다면 왼쪽에 붙이세요.

증상이 심한 경우에는 양쪽 합곡혈과 손목에 붙이고 합곡혈을 눌러서 풀어주세요.

이렇게 찾으세요! (합곡)

1. 검지손가락을 따라 팔목으로 이어지는 경락을 찾는다.
2. 엄지손가락을 따라 팔목으로 이어지는 경락을 찾는다.
3. 두 경락이 만나는 지점과 검지손가락 끝 정중앙을 눌러본다.
4. 그곳을 눌러보면 움푹하게 들어가 있는 지점이 있는데 여기에 오행자금 백금색 패치나 자석의 S극을 붙인다.

이렇게 찾으세요! (손목 5번)

1. 손바닥이 얼굴로 향하게 하여 팔꿈치가 굽혀지도록 하자.
2. 이 상태에서 손목의 정중앙 지점인 A 지점을 찾자.
3. A 지점에서 2cm 정도 위의 자리가 첫 번째 자리이다.
4. 첫 번째 자리에서 2cm 위의 자리가 두 번째 자리이다.
5. 두 번째 자리에서 3cm 위의 자리가 세 번째 자리이다.
6. 이 세 자리에 오행자금 백금색 패치나 자석의 S극을 붙인다.

알아보기

삼초경은 더운 기운을 위로 보내는 기능을 담당한다. 이 기운이 과하면 팔 쪽에 지각신경이 마비되거나 손가락 관절통이 생긴다. 그리고 목과, 어깨, 팔 부위의 이상 증상은 보통 소화와 밀접하게 연관되어 있기 때문에 합곡 자리도 함께 오행자금 백금색 패치나 자석의 S극을 붙인다.

오행자금 (자석 S극) 붙이기

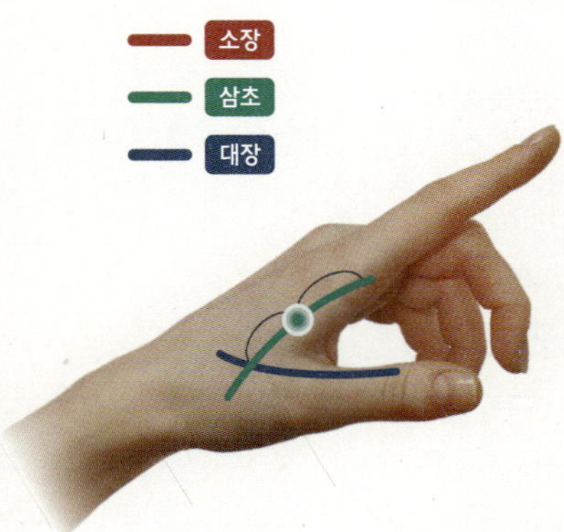

<합곡>

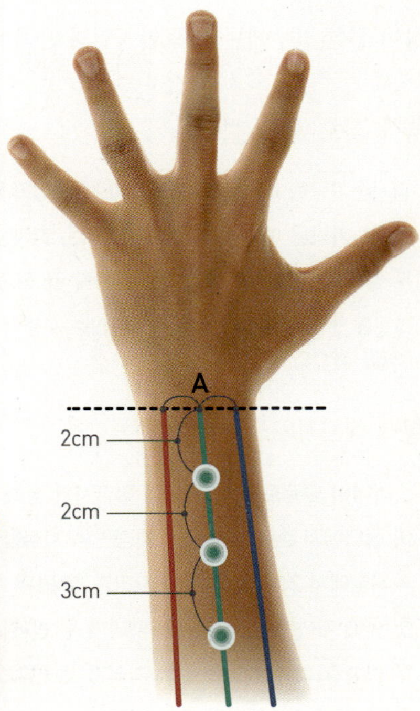

<손목 5번>

03 손가락 관절의 통증

손가락 뼈마디가 아픈 증상을 없애보자.

오른쪽 손가락 관절에 통증이 있다면 오른쪽에 붙이고, 왼쪽 손가락 관절에 통증이 있다면 왼쪽에 붙이세요.

증상이 심한 경우에는 양쪽 합곡혈과 손목에 붙이고 합곡혈을 눌러서 풀어주세요.

이렇게 찾으세요! (합곡)

1. 검지손가락을 따라 팔목으로 이어지는 경락을 찾는다.
2. 엄지손가락을 따라 팔목으로 이어지는 경락을 찾는다.
3. 두 경락이 만나는 지점과 검지손가락 끝 정중앙을 눌러본다.
4. 그곳을 눌러보면 움푹하게 들어가있는 지점이 있는데 여기에 오행자금 백금색 패치나 자석의 S극을 붙인다.

이렇게 찾으세요! (손목 5번)

1. 손바닥이 얼굴로 향하게 하여 팔꿈치가 굽혀지도록 하자.
2. 이 상태에서 손목의 정중앙 지점인 A 지점을 찾자.
3. A 지점에서 2cm 정도 위의 자리가 첫 번째 자리이다.
4. 첫 번째 자리에서 2cm 위의 자리가 두 번째 자리이다.
5. 두 번째 자리에서 3cm 위의 자리가 세 번째 자리이다.
6. 이 세 자리에 오행자금 백금색 패치나 자석의 S극을 붙인다.

알아보기

삼초경은 더운 기운을 위로 보내는 기능을 담당한다. 이 기운이 과하면 팔 쪽에 지각신경이 마비되거나 손가락 관절통이 생긴다. 그리고 목과, 어깨, 팔 부위의 이상 증상은 보통 소화와 밀접하게 연관되어 있기 때문에 합곡 자리도 함께 오행자금 백금색 패치나 자석의 S극을 붙인다.

오행자금 (자석 S극) 붙이기

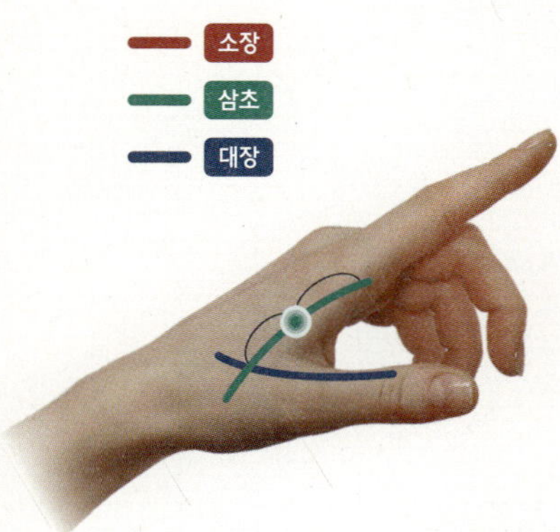

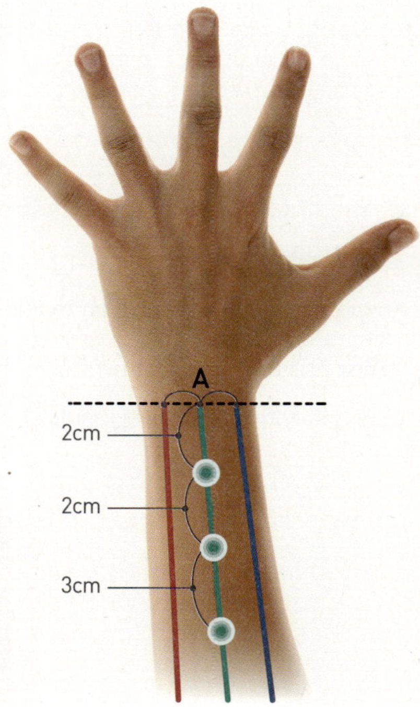

<합곡>

<손목 5번>

04 손바닥 통증

손바닥 한가운데가 아파요, 굳어 뻣뻣한 손바닥을 부드럽게 해보자.

오른쪽 손바닥에 통증이 있다면 오른쪽에 붙이고, 왼쪽 손바닥에 통증이 있다면 왼쪽에 붙이세요.
증상이 심한 경우에는 양쪽 합곡혈과 손목에 붙이고 합곡혈을 눌러서 풀어주세요.

이렇게 찾으세요! (손목 2번)

1. 손목의 한 가운데 지점을 중심으로 팔목을 따라 올라가는 경락이 심포 경락이다.
2. 손바닥과 손목의 경계에서 2cm 위의 지점이 심포 경락의 첫 번째 자리이다.
3. 첫 번째 자리에서 2cm 위의 지점이 두 번째 자리이다.
4. 두 번째 자리에서 2cm 위의 지점이 심포 경락의 세 번째 자리이다.
5. 이 세 개의 자리에 오행자금 백금색이나 자석의 S극을 붙인다.

알아보기

심포 경락은 아래 쪽으로 흐르는 성질을 지녔다. 이 기운이 과해지면 손바닥 통증이나 손가락 끝에 마비되는 증상이 생긴다. 심포 경락에 해당되는 자리에 오행자금 백금색 패치나 자석의 S극을 붙이면, 과해진 기운을 낮춰 몸의 균형을 맞출 수 있고, 증상이 완화되는 것을 경험할 수 있다.

오행자금 (자석 S극) 붙이기

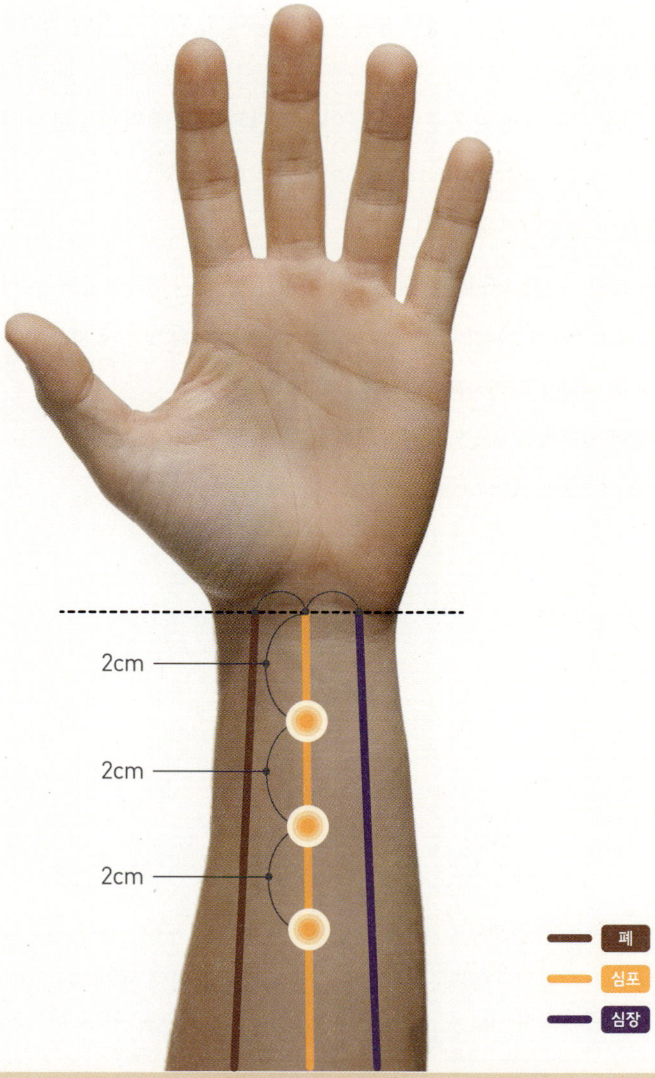

<손목 2번>

06 손가락 끝의 마비

마비된 손가락 끝의 감각을 찾아보자.

오른쪽 손가락에 마비감이 있다면 오른쪽에 붙이고, 왼쪽 손가락에 마비감이 있다면 왼쪽에 붙이세요.
증상이 심한 경우에는 양쪽 손목에 붙이고 경락의 첫번째 자리를 눌러서 풀어주세요.

이렇게 찾으세요! (손목 2번)

1. 손목의 한 가운데 지점을 중심으로 팔목을 따라 올라가는 경락이 심포 경락이다.
2. 손바닥과 손목의 경계에서 2cm 위의 지점이 심포 경락의 첫 번째 자리이다.
3. 첫 번째 자리에서 2cm 위의 지점이 두 번째 자리이다.
4. 두 번째 자리에서 2cm 위의 지점이 심포 경락의 세 번째 자리이다.
5. 이 세 자리에 오행자금 백금색이나 자석의 S극을 붙인다.

알아보기

심포 경락은 아래 쪽으로 흐르는 성질을 지녔다. 이 기운이 과해지면 손바닥 통증이나 손가락 끝에 마비되는 증상이 생긴다. 심포 경락에 해당되는 자리에 오행자금 백금색이나 자석의 S극을 붙이면, 과해진 기운을 낮춰 몸의 균형을 맞출 수 있고, 증상이 완화되는 것을 경험할 수 있다.

오행자금 (자석 S극) 붙이기

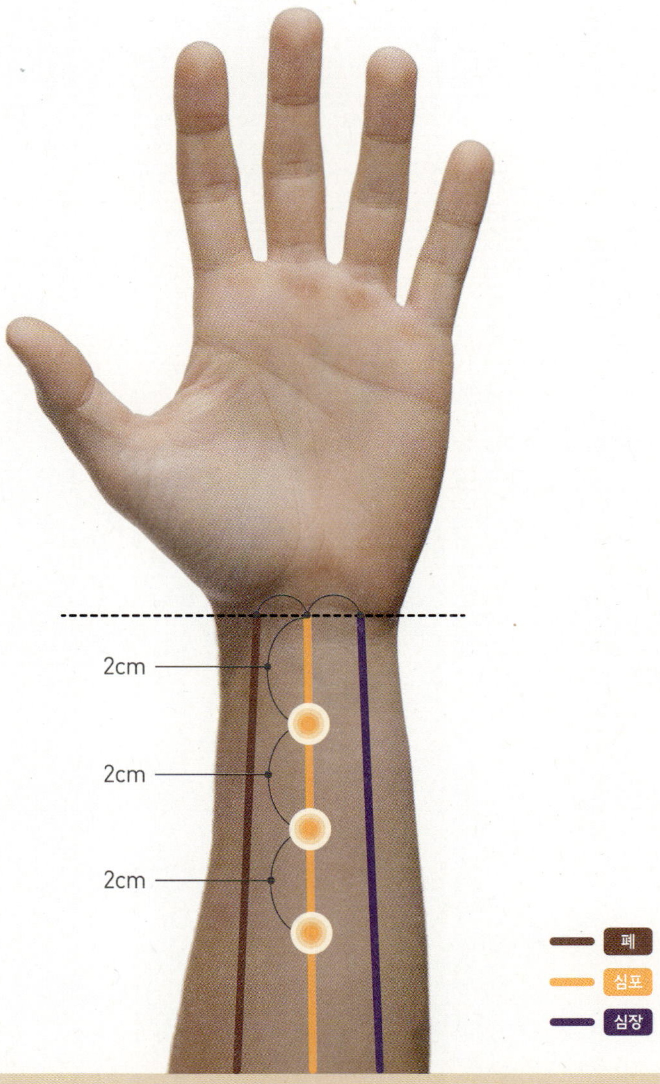

<손목 2번>

4

가슴 부위에 자주 생기는 증상

01 천식이나 폐기종

천식이나 폐기종을 없애보자.

오른폐에 이상이 있다면 오른쪽에 붙이고, 왼폐에 이상이 있다면 왼쪽에 붙이세요. 증상이 심한 경우에는 양쪽 손목에 붙이고 경락의 첫 번째 자리를 눌러서 풀어주세요.

이렇게 찾으세요! (손목 3번)

1. 팔목 끝에서 1cm 가량 안쪽의 라인이 폐 경락이다.
2. 손바닥과 팔의 경계에서 2cm 위의 자리가 첫 번째 자리이다.
3. 첫 번째 자리 2cm 위의 자리가 두 번째 자리이다.
4. 그리고 세 번째 자리는 두 번째 자리에서 3cm 위의 자리이다.
5. 이 세 자리에 오행자금 백금색 패치나 자석의 S극을 붙인다.

알아보기

천식이란 숨이 가쁘고 기침이 나며, 가래가 심한 증상을 말한다. 그리고 폐기종이란 말초 기도 부위 폐포의 파괴와 불규칙적인 확장을 보이는 상태를 말한다. 폐의 기운이 과해지면 축축하고 습한 기운이 넘치고, 차가운 기운이 생긴다.

오행자금 (자석 S극) 붙이기

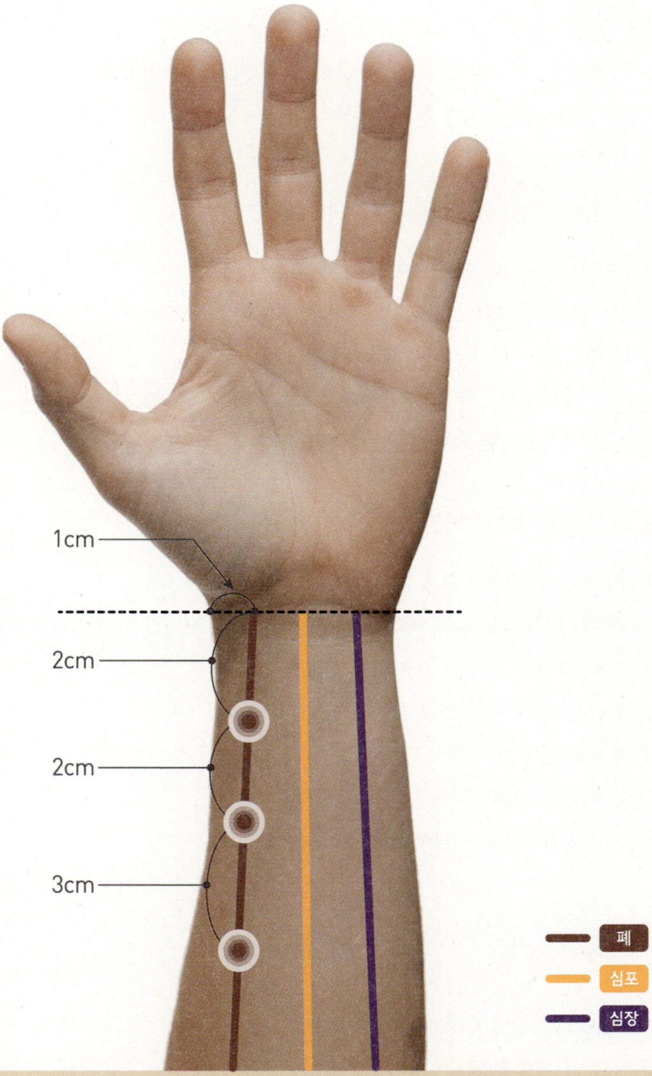

<손목 3번>

02 폐렴, 늑막염 등으로 인한 가슴통증

폐렴으로 동반된 가슴 통증을 없애보자.

오른폐에 이상이 있거나 아프면 오른쪽에 붙이고, 왼폐에 이상이 있거나 통증이 있으면 왼쪽에 붙이고 경락의 첫 번째 자리를 눌러서 풀어주세요.

증상이 심한 경우에는 양쪽 손목에 붙이세요.

이렇게 찾으세요! (손목 3번)

1. 팔목 끝에서 1cm 가량 안쪽의 라인이 폐 경락이다.
2. 손바닥과 팔의 경계에서 2cm 위의 자리가 첫 번째 자리이다.
3. 첫 번째 자리 2cm 위의 자리가 두 번째 자리이다.
4. 그리고 세 번째 자리는 두 번째 자리에서 3cm 위의 자리이다.
5. 이 세 자리에 오행자금 백금색 패치나 자석의 S극을 붙인다.

이렇게 찾으세요! (손목 4번)

1. 손바닥이 얼굴로 향하게 하여 팔꿈치가 굽혀지도록 하자.
2. 이 상태에서 팔등 제일 바깥 쪽에서 1cm 가량 안쪽의 자리인 대장 경락을찾자.
3. 손등과 팔목의 경계가 되는 A 지점을 찾자.
4. A 지점에서 2cm 가량 위의 지점이 첫 번째 자리이다.
5. 첫 번째 자리에서 2cm 위의 지점이 두 번째 자리이다.
6. 두 번째 자리에서 2cm 위의 지점이 세 번째 자리이다.
7. 이 세 자리에 오행자금 백금색 패치나 자석의 S극을 붙인다.

알아보기

폐렴은 미생물 감염에 의해 발생하는 폐의 염증이며, 늑막염은 흉곽 내에서 폐를 둘러싸고 있는 막에 염증이 생기는 것이다.

오행자금 (자석 S극) 붙이기

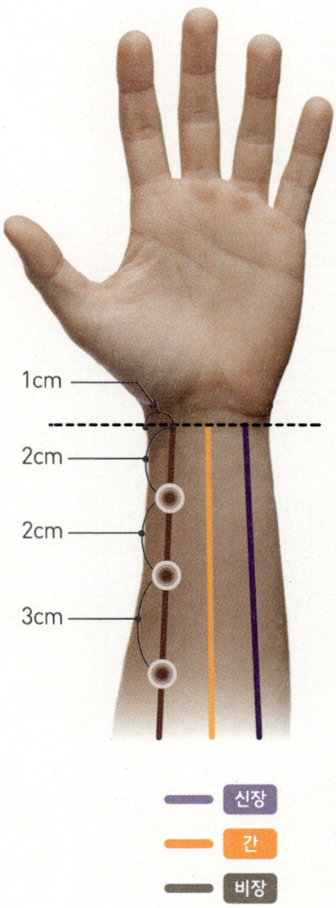

<손목 3번>

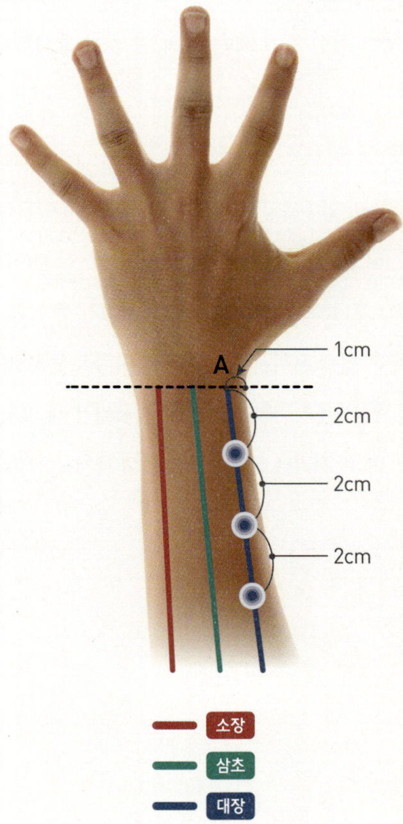

<손목 4번>

03 늑간 신경통

늑간 신경통을 없애보자.

오른폐에 이상이 있거나 아프면 오른쪽에 붙이고, 왼폐에 이상이 있거나 통증이 있으면 왼쪽에 붙이고 경락의 첫 번째 자리를 눌러서 풀어주세요.
증상이 심한 경우에는 양쪽 손목에 붙이세요.

이렇게 찾으세요! (손목 5번)

1. 손바닥이 얼굴로 향하게 하여 팔꿈치가 굽혀지도록 하자.
2. 이 상태에서 손목의 정중앙 지점인 A 지점을 찾자.
3. A 지점에서 2cm 정도 위의 자리가 첫 번째 자리이다.
4. 첫 번째 자리에서 2cm 위의 자리가 두 번째 자리이다.
5. 두 번째 자리에서 3cm 위의 자리가 세 번째 자리이다.
6. 이 세 자리에 오행자금 백금색 패치나 자석의 S극을 붙인다.

알아보기

갈비뼈 사이에 있는 늑간신경의 손상이나 늑간신경의 염증으로 인해 발생하는 갈비뼈 부근의 통증을 말한다.

오행자금 (자석 S극) 붙이기

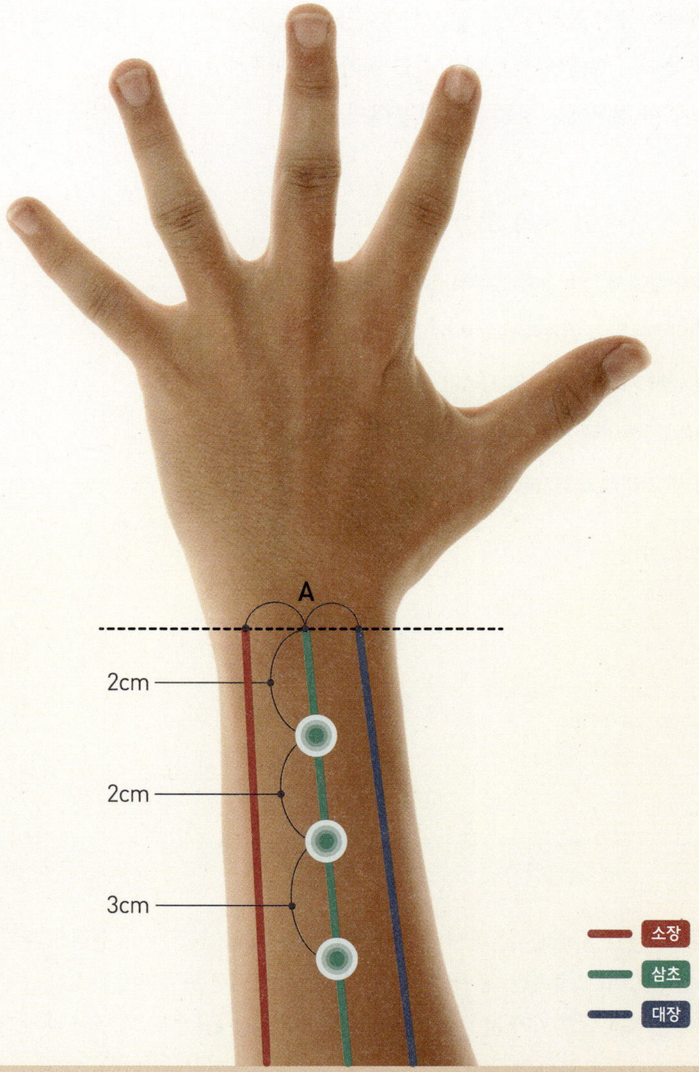

<손목 5번>

04 한숨 쉬거나 숨을 들이마시기 힘든 증상

숨을 들이마시기 어려운 증상을 없애보자.

오른폐에 이상이 있거나 아프면 오른쪽에 붙이고, 왼폐에 이상이 있거나 통증이 있으면 왼쪽에 붙이고 경락의 첫 번째 자리를 눌러서 풀어주세요.

증상이 심한 경우에는 양쪽 손목에 붙이세요.

이렇게 찾으세요! (손목 3번)

1. 팔목 끝에서 1cm 가량 안쪽의 라인이 폐 경락이다.
2. 손바닥과 팔의 경계에서 2cm 위의 자리가 첫 번째 자리이다.
3. 첫 번째 자리 2cm 위의 자리가 두 번째 자리이다.
4. 그리고 세 번째 자리는 두 번째 자리에서 3cm 위의 자리이다.
5. 이 세 자리에 오행자금 백금색 패치나 자석의 S극을 붙인다.

알아보기

폐는 인체의 상체에 위치하여 심장을 싸고 촉촉한 습기를 만들어 심장의 열기를 식히는 장기이다. 촉촉한 습기를 만드는 기능이 저하되면 허증이며 습기가 넘치면 실증이다. 촉촉한 습기가 많아져서 한숨을 쉬거나 숨을 들이마시기 힘들 때 오행자금 백금색 패치를 붙이면 증상이 쉽게 완화되는 것을 경험할 수 있다.

오행자금 (자석 S극) 붙이기

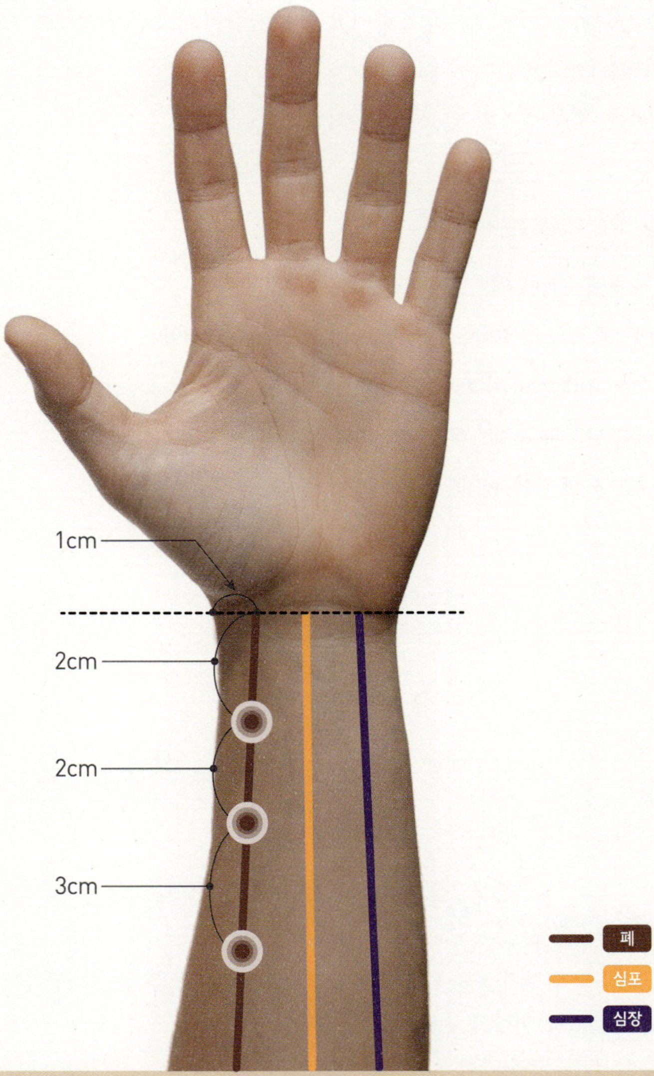

<손목 3번>

05 심교통

협심증 등으로 가슴이 갑자기 찌르는 것처럼 아픈 증상을 없애보자.

오른쪽 가슴이 아프면 오른쪽에 붙이고 왼쪽 가슴이 아프면 왼쪽에 붙이고, 경락의 첫 번째 자리를 눌러서 풀어주세요.
증상이 심한 경우에는 양쪽 손목에 붙이세요.

이렇게 찾으세요! (손목 1번)

1. 팔목 끝에서 1cm 가량 안쪽의 라인이 심장 경락이다.
2. 손바닥과 팔의 경계에서 2cm 위의 자리가 첫 번째 자리이다.
3. 첫 번째 자리 2cm 위의 자리가 두 번째 자리이다.
4. 그리고 세 번째 자리는 두 번째 자리에서 3cm 위의 자리이다.
5. 이 세 자리에 오행자금 백금색 패치나 자석의 S극을 붙인다.

알아보기

가슴부위를 갑자기 돌로 누르는 것 같거나 쥐어짜는 듯한 통증이 생겼다가 없어지는 것을 심교통이라고 부른다. 식은 땀이 나거나 가슴이 두근거리고 메스꺼운 증상, 어지러움, 호흡 곤란 등이 생기기도 한다.

오행자금 (자석 S극) 붙이기

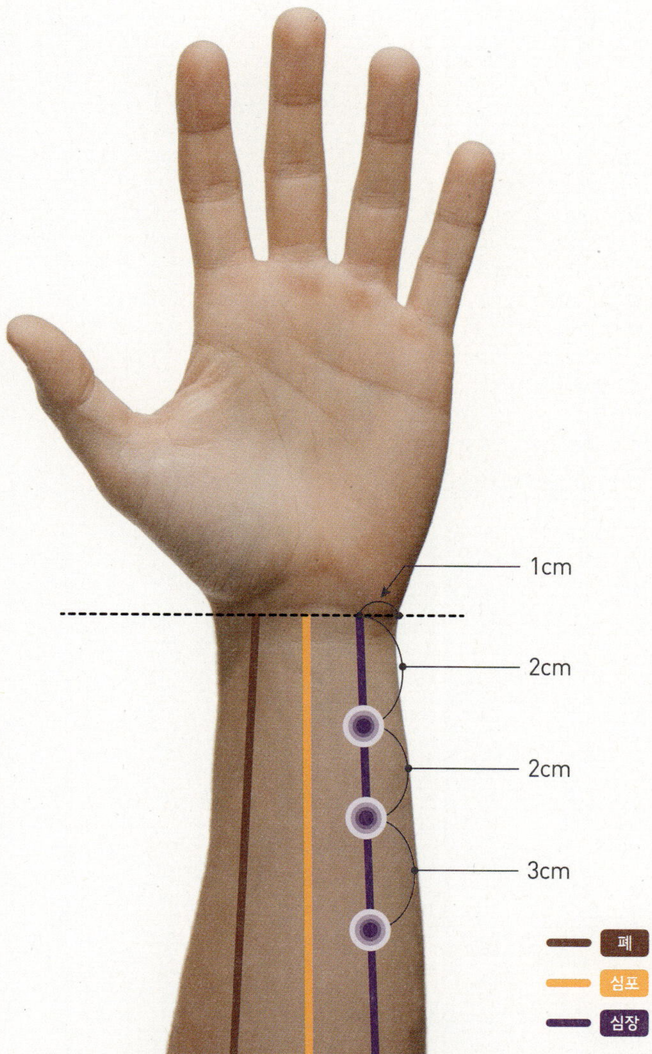

<손목 1번>

이럴 땐 이렇게! 누구나 쉽게 사용하는 SOS 건강법

5

복부와 소화기관에 자주 생기는 증상

01 소화불량

어지럼증, 설사, 변비 등 컨디션이 전반적으로 떨어지고 소화불량을 없애보자.

양쪽 손의 합곡혈을 눌러보고 많이 아픈 쪽의 손과 발에 붙이고 합곡혈을 눌러서 풀어주세요. 눌렀을 때 양쪽 손의 합곡혈이 다 아프다거나 증상이 심할 경우 양쪽의 손과 발에 붙이세요. (너무 오래 붙이면 소화기관이 냉해질 수 있어요. 1~2일 후 떼세요.)

이렇게 찾으세요! (소상)

1. 그림처럼 엄지손가락 손톱 제일 오른쪽의 아래가 소상이라고 불리는 자리이다.
2. 그 자리에 오행자금 백금색 패치나 자석의 S극을 붙인다.

이렇게 찾으세요! (합곡)

1. 검지손가락을 따라 팔목으로 이어지는 경락을 찾는다.
2. 엄지손가락을 따라 팔목으로 이어지는 경락을 찾는다.
3. 두 경락이 만나는 지점과 검지손가락 끝 정중앙을 눌러본다.
4. 그곳을 눌러보면 움푹하게 들어가있는 지점이 있는데 여기에 오행자금 백금색 패치나 자석의 S극을 붙인다.

이렇게 찾으세요! (태충)

1. 그림처럼 발등에서 엄지 발가락과 두 번째 발가락 사이에서 발목쪽으로 올라가는 혈 자리를 찾는다.
2. 손가락으로 그 자리를 따라가다 보면 움푹하게 들어가 있는 지점을 발견할수 있는데 이 자리가 태충이라고 불리는 자리이다.
3. 여기에 오행자금 백금색 패치나 자석의 S극을 붙인다.

오행자금 (자석 S극) 붙이기

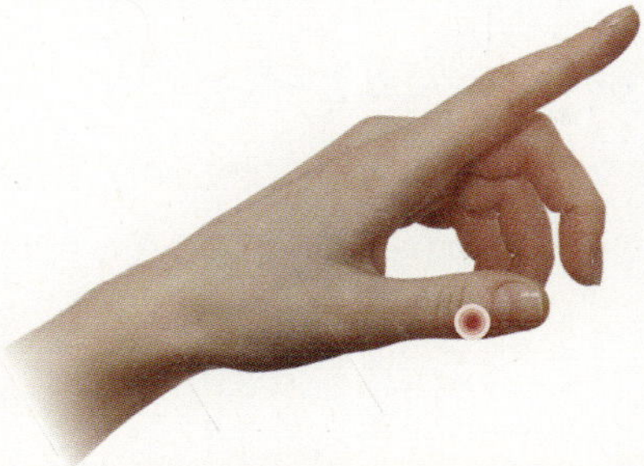

<소상>

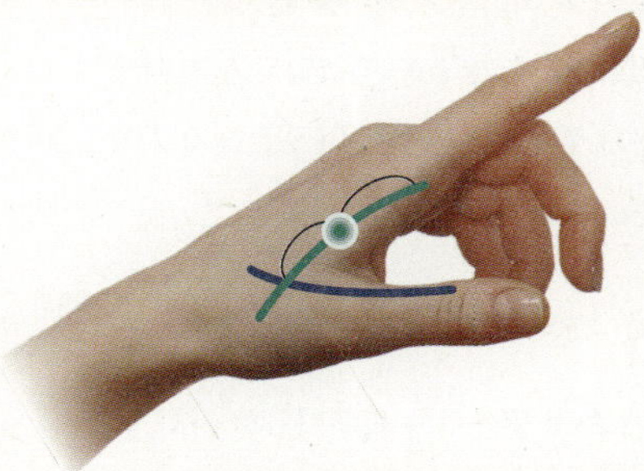

<합곡>

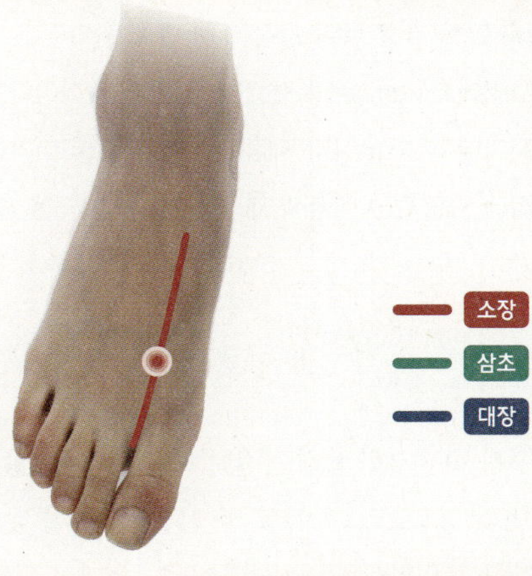

<태충>

02 설사

아랫배가 살살 아프며 동반되는 설사를 멈추게 해보자.

양쪽 손의 합곡혈을 눌러보고 많이 아픈 쪽의 손과 발에 붙이고 합곡혈을 눌러서 풀어주세요. 눌렀을 때 양쪽 손의 합곡혈이 다 아프다거나 증상이 심할 경우 양쪽의 손과 발에 붙이세요.

이렇게 찾으세요! (합곡)

1. 검지손가락을 따라 팔목으로 이어지는 경락을 찾는다.
2. 엄지손가락을 따라 팔목으로 이어지는 경락을 찾는다.
3. 두 경락이 만나는 지점과 검지손가락 끝 정중앙을 눌러본다.
4. 그곳을 눌러보면 움푹하게 들어가 있는 지점이 있는데 여기에 오행자금 백금색 패치나 자석의 S극을 붙인다.

이렇게 찾으세요! (손목 4번)

1. 손바닥이 얼굴로 향하게 하여 팔꿈치가 굽혀지도록 하자.
2. 이 상태에서 팔등 제일 바깥 쪽에서 1cm 가량 안쪽의 자리인 대장 경락을 찾자.
3. 손등과 팔목의 경계가 되는 A 지점을 찾자.
4. A 지점에서 2cm 가량 위의 지점이 첫 번째 자리이다.
5. 첫 번째 자리에서 2cm 위의 지점이 두 번째 자리이다.
6. 두 번째 자리에서 2cm 위의 지점이 세 번째 자리이다.
7. 이 세 자리에 오행자금 백금색 패치나 자석의 S극을 붙인다.

알아보기

배변 횟수가 하루 4회 이상이거나 하루 250g 이상의 묽은 변이 나올 때 설사라고 한다. 성인의 경우 2~3주 이상 지속되는 설사를 만성 설사라고 하고, 그 이하를 급성 설사라고 정의한다.

오행자금 (자석 S극) 붙이기

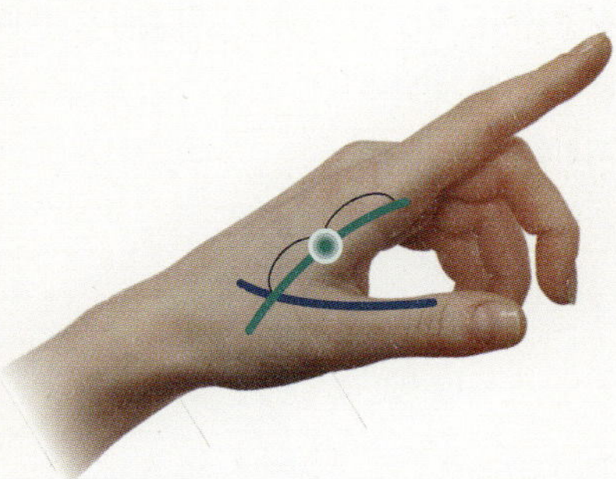

<합곡>

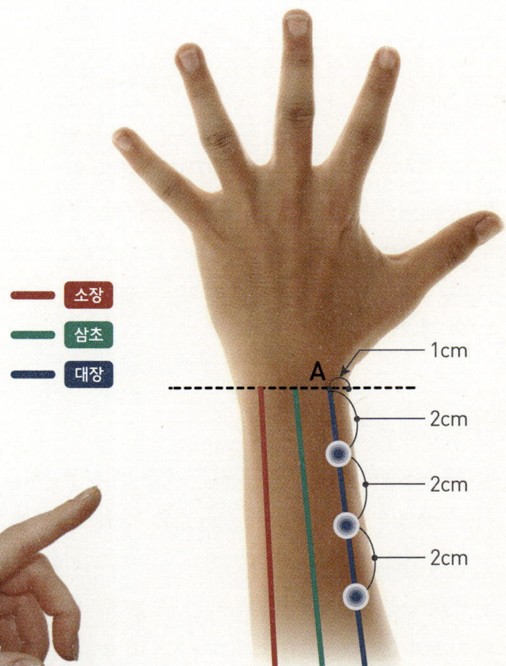

<손목 4번>

03 오른쪽 윗배 통증

오른쪽 편의 윗배가 아픈 증상을 없애보자.

양쪽 손의 합곡혈을 눌러보고 많이 아픈 쪽의 손과 발에 붙이고 합곡혈을 눌러서 풀어주세요. 눌렀을 때 양쪽 손의 합곡혈이 다 아프다거나 증상이 심할 경우 양쪽의 손과 발에 붙이세요.

이렇게 찾으세요! (합곡)

1. 검지손가락을 따라 팔목으로 이어지는 경락을 찾는다.
2. 엄지손가락을 따라 팔목으로 이어지는 경락을 찾는다.
3. 두 경락이 만나는 지점과 검지손가락 끝 정중앙을 눌러본다.
4. 그곳을 눌러보면 움푹하게 들어가 있는 지점이 있는데 여기에 오행자금 백금색 패치나 자석의 S극을 붙인다.

이렇게 찾으세요! (발목 4번)

1. 바깥쪽 복숭아뼈의 가장자리와 정강이 정중앙에서 정강이를 따라 올라가는 자리가 위장 경락이다.
2. 복숭아뼈의 가장 아래쪽에서 4cm 위의 자리가 첫 번째 자리이다.
3. 첫 번째 자리에서 4cm 위의 자리가 두 번째 자리이다.
4. 두 번째 자리에서 4cm 위의 자리가 세 번째 자리이다.
5. 세 자리에 오행자금 백금색 패치나 자석의 S극을 붙인다.

알아보기

위장 경락은 위에서 아래로 내려가는 기운이다. 건조하면서 더운 기운이기 때문에 위궤양과 위염 등의 증상이다. 주 증상은 명치 아래가 아프고 공복에 속쓰림이 심하다. 오행자금 백금색 패치나 자석의 S극을 붙이면 증상이 완화되는 것을 경험할 수 있다.

오행자금 (자석 S극) 붙이기

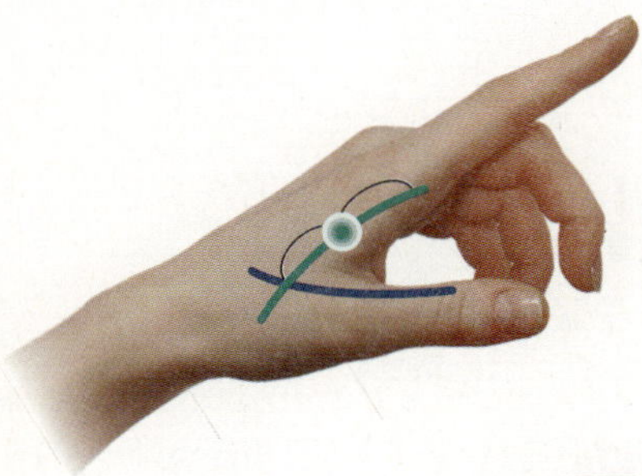

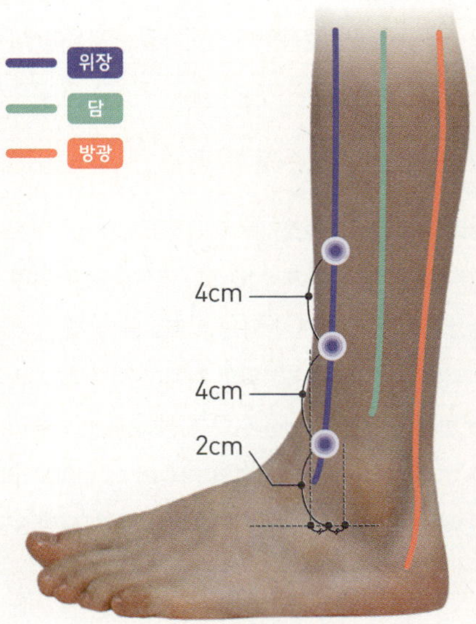

<합곡>

<발목 4번>

04 과민성 장염

스트레스로 인해 동반된 배탈이나 설사를 멈추게 해보자.

양쪽 손의 합곡혈을 눌러보고 많이 아픈 쪽의 손과 발에 붙이고 합곡혈을 눌러서 풀어주세요. 눌렀을 때 양쪽 손의 합곡혈이 다 아프다거나 증상이 심할 경우 양쪽의 손과 발에 붙이세요.

이렇게 찾으세요! (합곡)

1. 검지손가락을 따라 팔목으로 이어지는 경락을 찾는다.
2. 엄지손가락을 따라 팔목으로 이어지는 경락을 찾는다.
3. 두 경락이 만나는 지점과 검지손가락 끝 정중앙을 눌러본다.
4. 그곳을 눌러보면 움푹하게 들어가있는 지점이 있는데 여기에 오행자금 백금색 패치나 자석의 S극을 붙인다.

이렇게 찾으세요! (손목 4번)

1. 손바닥이 얼굴로 향하게 하여 팔꿈치가 굽혀지도록 하자.
2. 팔등 제일 바깥 쪽에서 1cm 가량 안쪽의 자리인 대장 경락을 찾자.
3. 손등과 팔목의 경계가 되는 A 지점을 찾자.
4. A 지점에서 2cm 가량 위의 지점이 첫 번째 자리이다.
5. 첫 번째 자리에서 2cm 위의 지점이 두 번째 자리이다.
6. 두 번째 자리에서 2cm 위의 지점이 세 번째 자리이다.
7. 이 세 자리에 오행자금 백금색 패치나 자석의 S극을 붙인다.

알아보기

과민성 대장염은 포만감, 복통 등의 복부 증상, 대변이 가늘고 잔변감 등의 배변 장애, 어깨 결림 등의 자율신경실조증상, 불안 등의 정신 증상을 통틀어 말하는 심신 증상이다. 설사형, 변비형, 가스형으로 분류되기도 한다.

오행자금 (자석 S극) 붙이기

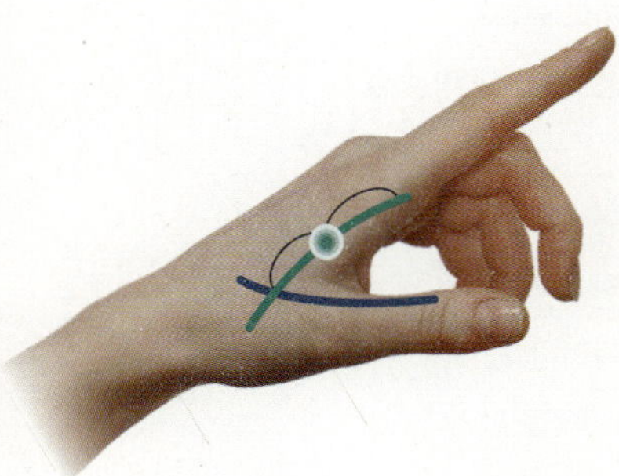

<합곡>

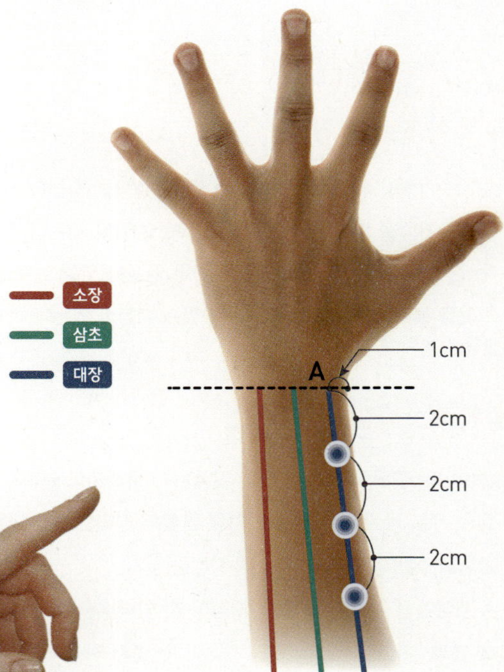

<손목 4번>

05 하복부 팽만감, 치질

아랫배가 빵빵해지고 치질 증상을 없애보자.

양쪽 손의 합곡혈을 눌러보고 많이 아픈 쪽의 손과 발에 붙이고 합곡혈을 눌러서 풀어주세요. 눌렀을 때 양쪽 손의 합곡혈이 다 아프다거나 증상이 심할 경우 양쪽의 손과 발에 붙이세요.

이렇게 찾으세요! (합곡)

1. 검지손가락을 따라 팔목으로 이어지는 경락을 찾는다.
2. 엄지손가락을 따라 팔목으로 이어지는 경락을 찾는다.
3. 두 경락이 만나는 지점과 검지손가락 끝 정중앙을 눌러본다.
4. 그곳을 눌러보면 움푹하게 들어가 있는 지점이 있는데 여기에 오행자금 백금색 패치나 자석의 S극을 붙인다.

이렇게 찾으세요! (손목 4번)

1. 손바닥이 얼굴로 향하게 하여 팔꿈치가 굽혀지도록 하자.
2. 팔등 제일 바깥 쪽에서 1cm 가량 안쪽의 자리인 대장 경락을 찾자.
3. 손등과 팔목의 경계가 되는 A 지점을 찾자.
4. A 지점에서 2cm 가량 위의 지점이 첫 번째 자리이다.
5. 첫 번째 자리에서 2cm 위의 지점이 두 번째 자리이다.
6. 두 번째 자리에서 2cm 위의 지점이 세 번째 자리이다.
7. 이 세 자리에 오행자금 백금색 패치나 자석의 S극을 붙인다.

알아보기

치질이란 항문 안팎에 생기는 외과적 질병을 통틀어 이르는 말이다.

오행자금 (자석 S극) 붙이기

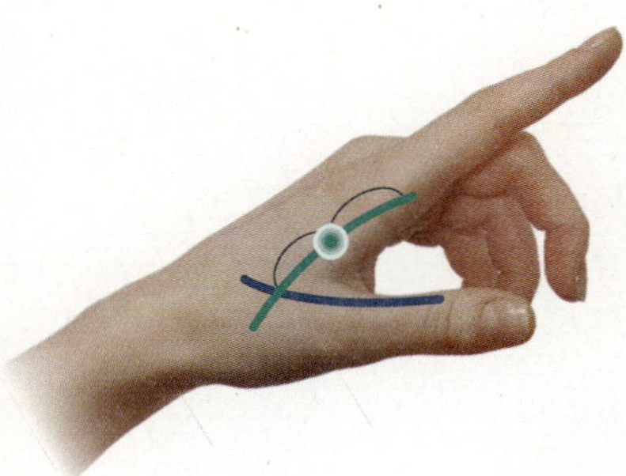

<합곡>

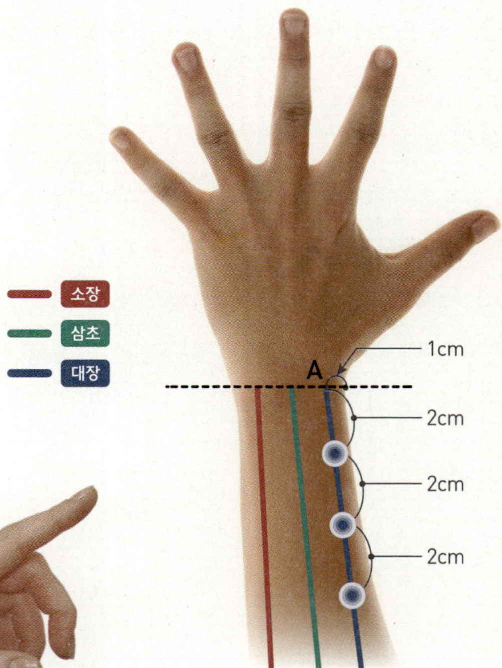

<손목 4번>

06 과식으로 인한 비만

과식으로 인한 비만에서 벗어나자.

양쪽 발목의 경락의 첫 번째 자리를 눌러보고 많이 아픈 쪽의 발목에 붙이고 첫 번째 자리를 눌러서 풀어주세요.
눌렀을 때 양쪽이 다 아프다거나 증상이 심할 경우 양쪽의 발목에 붙이세요.

이렇게 찾으세요! (발목 3번)

1. 안쪽 복숭아뼈의 바깥쪽과 아래쪽이 직각으로 만나는 점이 비장 경락의 첫 번째 자리이다.
2. 그 지점에서 4cm 위의 자리가 두 번째 자리이다.
3. 두 번째 자리의 3cm 위의 자리가 세 번째 자리이다.
4. 세 자리에 오행자금 백금색 패치나 자석의 S극을 붙인다.

알아보기

비장은 습을 담당하는 기관이다. 습이란 영양물질, 변성된 체액 등을 말하는데 이 물질이 과해지면 비만이 된다. 남자는 체지방이 체중의 25% 이상일 때, 여자는 체중의 30% 이상일 때 비만이라고 한다. 비장의 기운을 약하게 하면 습을 줄일 수 있는데, 이 자리에 오행자금 백금색 패치를 붙이면 비장의 기운을 약하게 하는 데 도움을 준다.

오행자금 (자석 S극) 붙이기

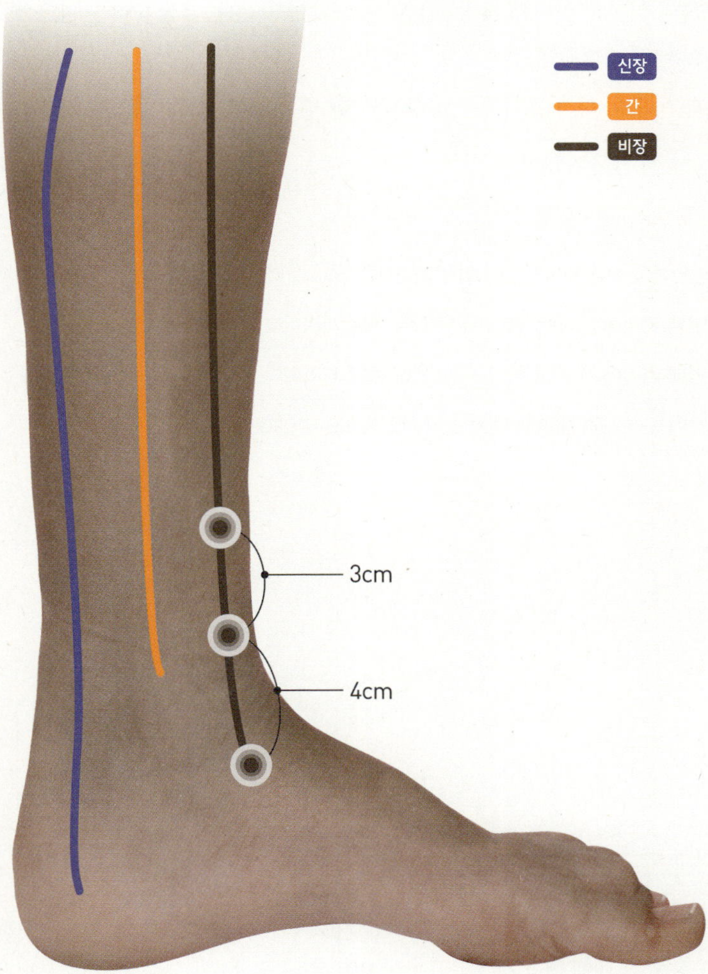

<발목 3번>

07 폭음, 폭식으로 가슴이나 옆구리가 결림

폭식으로 옆구리가 결리는 것을 없애보자.

양쪽 발목의 경락의 첫번째 자리를 눌러보고 많이 아픈 쪽의 발목에 붙이고 첫번째 자리를 눌러서 풀어주세요.
눌렀을 때 양쪽이 다 아프다거나 증상이 심할 경우 양쪽의 발목에 붙이세요.

이렇게 찾으세요! (발목 2번)

1. 발목 안쪽의 복숭아뼈 중심이 되는 지점에서 3cm 올라간 자리가 간 경락의 첫 번째 자리이다.
2. 첫 번째 자리에서 3cm 위의 자리가 두 번째 자리이다.
3. 두 번째 자리에서 3cm 위의 자리가 세 번째 자리이다.
4. 세 곳에 오행자금 백금색 패치나 자석의 S극을 붙인다.

알아보기

간 경락은 따뜻한 기운이 위로 올라가는 기운이다. 이 기운이 과하게 되면 순간적으로 화를 잘 내게 되고 신경질이 많아지며 폭음, 폭식하게 된다. 이곳에 오행자금 백금색 패치나 자석의 S극을 붙이면 위로 올라가는 간의 기운을 약하게 하여 균형을 맞춰준다.

오행자금 (자석 S극) 붙이기

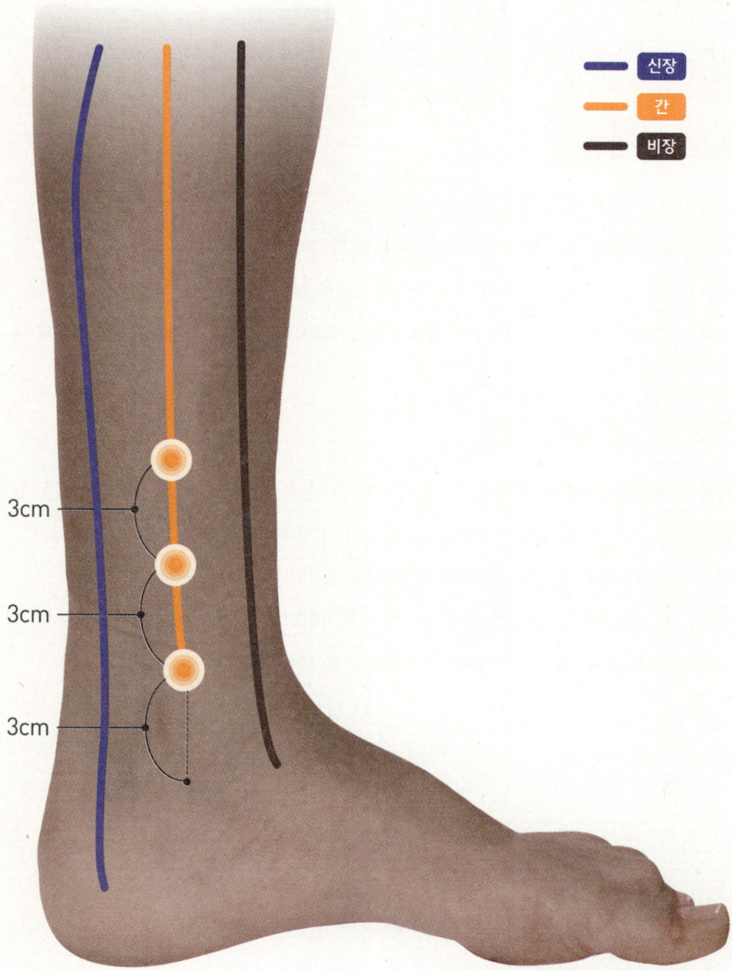

<발목 2번>

08 위염, 역류성 식도염

역류성 식도염을 치료해보자.

양쪽 손의 합곡혈을 눌러보고 많이 아픈 쪽의 손과 발목에 붙이고 합곡혈을 눌러서 풀어주세요. 눌렀을 때 양쪽이 다 아프다거나 증상이 심할 경우 양쪽의 손과 발목에 붙이세요.

이렇게 찾으세요! (합곡)

1. 검지손가락을 따라 팔목으로 이어지는 경락을 찾는다.
2. 엄지손가락을 따라 팔목으로 이어지는 경락을 찾는다.
3. 두 경락이 만나는 지점과 검지손가락 끝 정중앙을 눌러본다.
4. 그곳을 눌러보면 움푹하게 들어가있는 지점이 있는데 여기에 오행자금 백금색 패치나 자석의 S극을 붙인다.

이렇게 찾으세요! (발목 4번)

1. 바깥쪽 복숭아뼈의 가장자리와 정강이 정중앙에서 정강이를 따라 올라가는 자리가 위장 경락이다.
2. 복숭아뼈의 가장 아래쪽에서 4cm 위의 자리가 첫 번째 자리이다.
3. 첫 번째 자리에서 4cm 위의 자리가 두 번째 자리이다.
4. 두 번째 자리에서 4cm 위의 자리가 세 번째 자리이다.
5. 세 자리에 오행자금 백금색 패치나 자석의 S극을 붙인다.

알아보기

위의 입구에는 내려간 음식물이 다시 식도로 올라오지 못하게 하는 역할을 하는 식도괄약근이라고 부르는 기관이 있다. 우리가 음식을 섭취하고 물구나무서기를 해도 음식이 나오지 않는 것이 이 기관 덕분이다. 그러나 임산부나 비만인 사람들은 복압이 높아져서 위를 올려 위의 음식물들을 위산이나 담즙 등의 소화액들과 함께 식도로 역류시키게 된다. 합곡과 위장 경락의 세 자리에 오행자금 백금색 패치나 자석의 S극을 붙이면 과해진 위장 경락의 기운을 낮춰 몸의 균형을 맞춰준다.

오행자금 (자석 S극) 붙이기

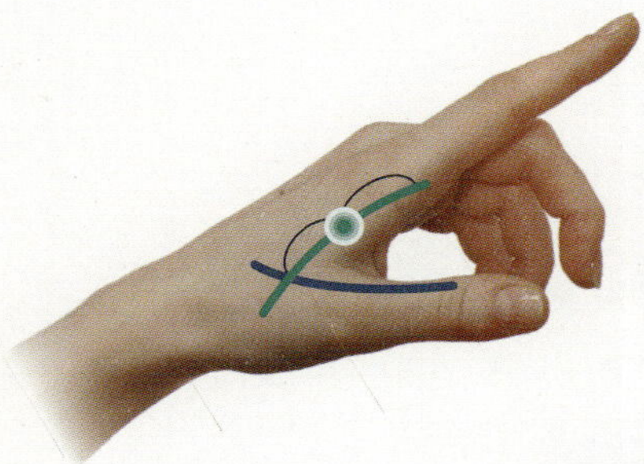

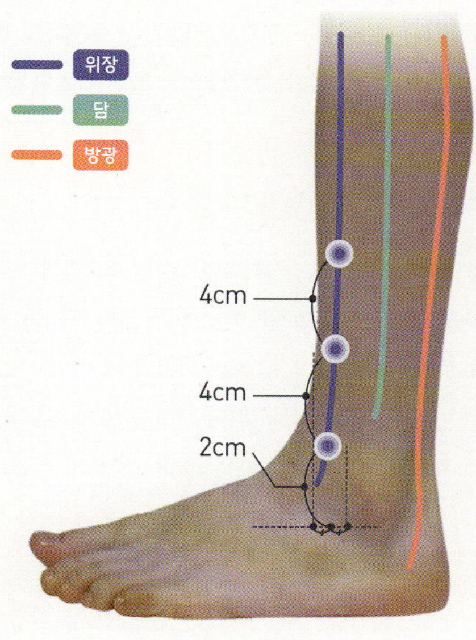

<합곡>

<발목 4번>

09 몸에 열이 많고, 찬 것을 좋아함

몸에 열을 내려보자.

양쪽 손의 합곡혈을 눌러보고 많이 아픈 쪽의 손과 발목에 붙이고 합곡혈을 눌러서 풀어주세요. 눌렀을 때 양쪽이 다 아프다거나 증상이 심할 경우 양쪽의 손과 발목에 붙이세요.

이렇게 찾으세요! (합곡)

1. 검지손가락을 따라 팔목으로 이어지는 경락을 찾는다.
2. 엄지손가락을 따라 팔목으로 이어지는 경락을 찾는다.
3. 두 경락이 만나는 지점과 검지손가락 끝 정중앙을 눌러본다.
4. 그곳을 눌러보면 움푹하게 들어가 있는 지점이 있는데 여기에 오행자금 백금색 패치나 자석의 S극을 붙인다.

이렇게 찾으세요! (발목 4번)

1. 바깥쪽 복숭아뼈의 가장자리와 정강이 정중앙에서 정강이를 따라 올라가는 자리가 위장 경락이다.
2. 복숭아뼈의 가장 아래쪽에서 4cm 위의 자리가 첫 번째 자리이다.
3. 첫 번째 자리에서 4cm 위의 자리가 두 번째 자리이다.
4. 두 번째 자리에서 4cm 위의 자리가 세 번째 자리이다.
5. 세 자리에 오행자금 백금색 패치나 자석의 S극을 붙인다.

알아보기

위장 경락은 열이 많고 건조한 특성을 지닌다. 이 기운이 과하면 찬 음식을 찾게 되고, 몸에 열이 많아져 입술이 자주 트고 갈라지며 잇몸도 자주 아프게 된다. 위산과다, 위염, 역류성 식도염 등의 증상이 나타날 수 있다.

오행자금 (자석 S극) 붙이기

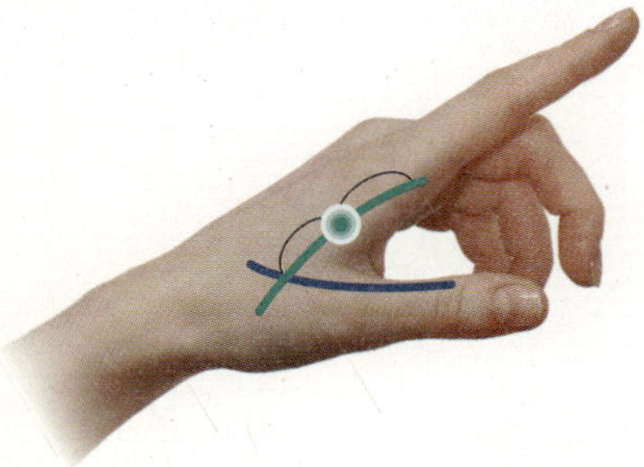

<합곡>

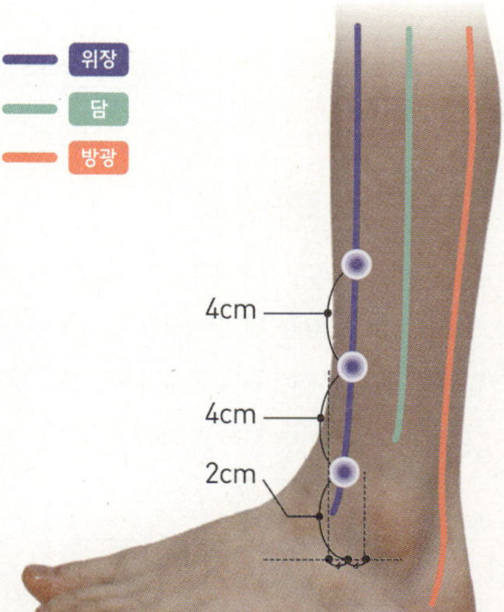

<발목 4번>

10 위산과다, 담이 잘 걸림

위장에 열을 없애고 담즙을 약하게 해보자.

양쪽 손의 합곡혈을 눌러보고 많이 아픈 쪽의 손과 발목에 붙이고 합곡혈을 눌러서 풀어주세요. 눌렀을 때 양쪽이 다 아프다거나 증상이 심할 경우 양쪽의 손과 발목에 붙이세요.

이렇게 찾으세요! (합곡)

1. 검지손가락을 따라 팔목으로 이어지는 경락을 찾는다.
2. 엄지손가락을 따라 팔목으로 이어지는 경락을 찾는다.
3. 두 경락이 만나는 지점과 검지손가락 끝 정중앙을 눌러본다
4. 그곳을 눌러보면 움푹하게 들어가있는 지점이 있는데 여기에 오행자금 백금색 패치나 자석의 S극을 붙인다.

이렇게 찾으세요! (발목 5번)

1. 바깥쪽 복숭아뼈의 한가운데에서 4cm 올라간 지점이 담 경락의 첫 번째 자리이다.
2. 첫 번째 자리에서 4cm 위의 자리가 두 번째 자리이다.
3. 두 번째 자리에서 4cm 위의 자리가 세 번째 자리이다.
4. 이 세 자리에 오행자금 백금색 패치나 자석의 S극을 붙인다.

알아보기

담 경락은 위쪽의 열이 아래로 내려가는 기운이다. 담즙이 너무 과도하게 분비되면 위산이 많아지고 담이 잘 걸리며 발목 염좌와 잠이 많아지게 된다. 이곳에 오행자금 백금색 패치나 자석의 S극을 붙여 아래로 내려가는 기운을 약하게 하여 기운을 조절한다.

오행자금 (자석 S극) 붙이기

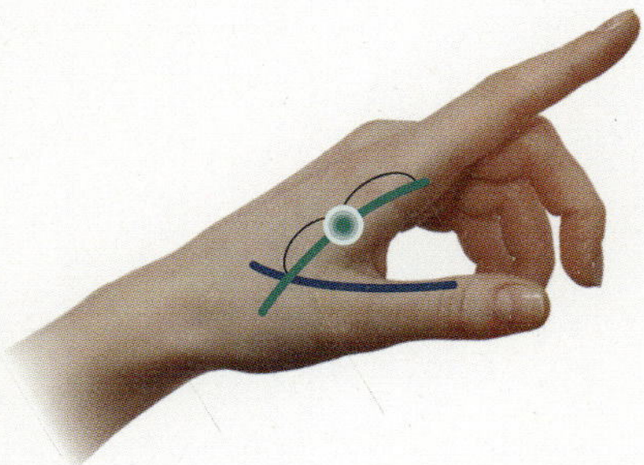

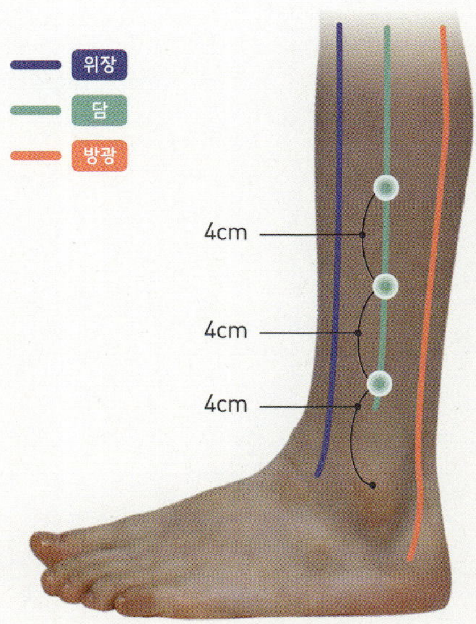

<합곡>

<발목 5번>

이럴 땐 이렇게! 누구나 쉽게 사용하는 SOS 건강법

6

허리와 엉덩이, 고관절 부위에 자주 생기는 증상

01 엉덩이와 허벅지 근육통, 넓적다리 관절통

허벅지 근육통과 넓적다리 관절통을 없애보자.

엉덩이나 허벅지, 넓적다리의 관절이 아픈 쪽의 발목에 붙이고 첫 번째 자리를 눌러서 풀어주세요.
눌렀을 때 양쪽이 다 아프다거나 증상이 심할 경우 양쪽 발목에 붙이세요.

이렇게 찾으세요! (발목 5번)

1. 바깥쪽 복숭아뼈의 한가운데에서 4cm 올라간 지점이 담 경락의 첫 번째 자리이다.
2. 첫 번째 자리에서 4cm 위의 자리가 두 번째 자리이다.
3. 두 번째 자리에서 4cm 위의 자리가 세 번째 자리이다.
4. 이 세 자리에 오행자금 백금색 패치나 자석의 S극을 붙인다.

알아보기

신체의 운동과 관련된 조직인 근육에 발생하는 전반적인 통증을 근육통이라고 한다.

오행자금 (자석 S극) 붙이기

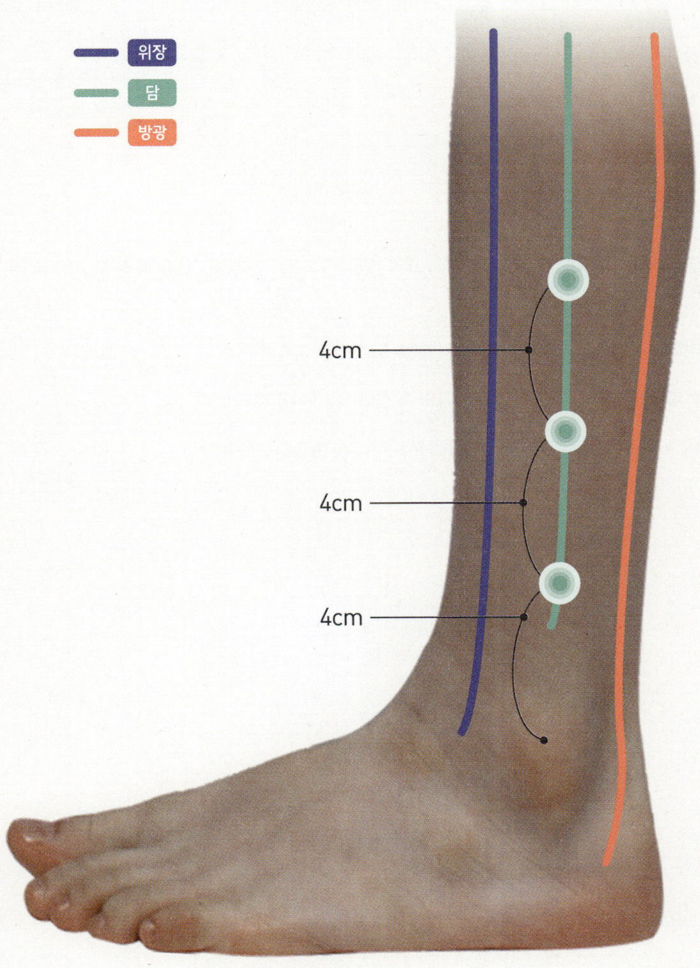

<발목 5번>

02 갑작스러운 허리 통증

갑작스럽게 나타난 허리의 통증을 없애보자.

척추를 기준으로 허리가 아픈 쪽의 발목에 붙이고 첫 번째 자리를 눌러서 풀어 주세요. 양쪽이 다 아프다거나 증상이 심할 경우 양쪽 발목에 붙이세요.

이렇게 찾으세요! (발목 6번)

1. 바깥쪽 복숭아뼈의 젤 위와 뒤쪽이 직각으로 만나는 점에서 2cm 가량 뒤의 자리가 방광 경락의 두 번째 자리이다.
2. 두 번째 자리에서 4cm 아래의 지점이 첫 번째 자리이다.
3. 두 번째 자리를 중심으로 4cm 위의 지점이 세 번째 자리이다.
4. 이 세 자리에 오행자금 백금색 패치나 자석의 S극을 붙인다.

알아보기

방광 경락은 차가운 기운을 내리는 역할을 한다. 너무 과하면 찬 기운이 너무 많이 내려와 허리에 찬 기운이 쌓이게 되고, 통증을 유발시킨다. 그림의 자리에 오행자금 백금색 패치나 자석의 S극을 붙여 방광 경락의 기운을 낮춰주면, 방광 경락의 기운이 과해져 생긴 이 증상을 완화시키는 데 도움이 된다.

오행자금 (자석 S극) 붙이기

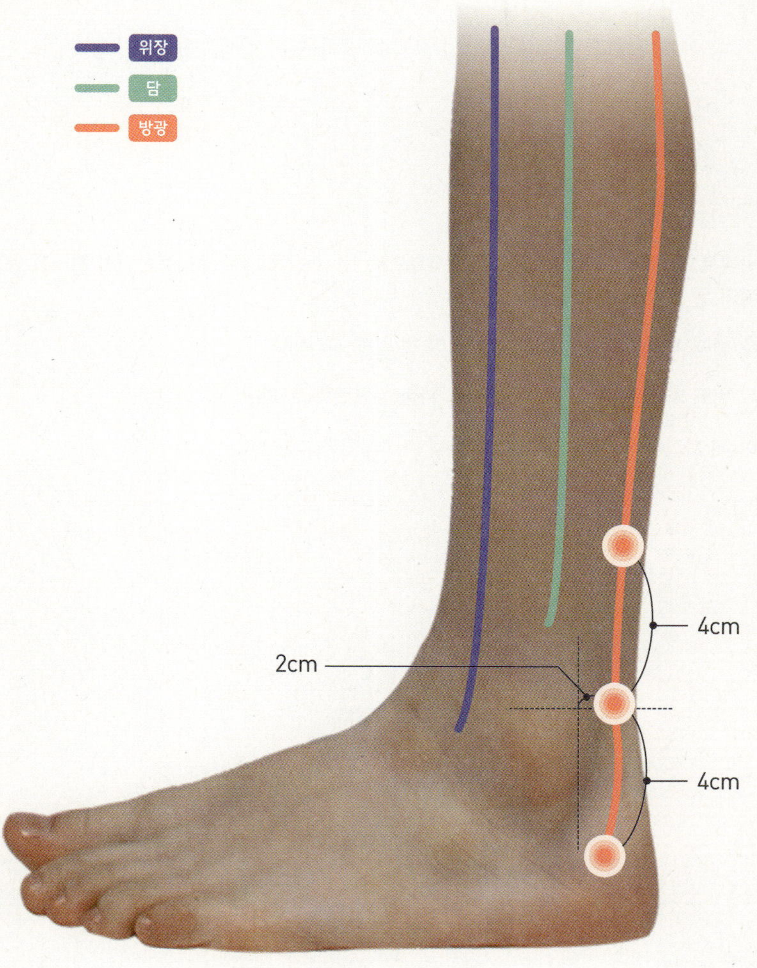

<발목 6번>

03 엉덩이의 천골과 장골을 연결하는 관절통

엉덩이의 천골과 장골을 연결하는 관절통을 없애보자.

척추를 기준으로 관절통이 있는 쪽의 발목에 붙이고 첫 번째 자리를 눌러서 풀어주세요. 양쪽이 다 아프다거나 증상이 심할 경우 양쪽 발목에 붙이세요.

이렇게 찾으세요! (발목 6번)

1. 바깥쪽 복숭아뼈의 젤 위와 뒤쪽이 직각으로 만나는 점에서 2cm 가량 뒤의 자리가 방광 경락의 두 번째 자리이다.
2. 두 번째 자리에서 4cm 아래의 지점이 첫 번째 자리이다.
3. 두 번째 자리를 중심으로 4cm 위의 지점이 세 번째 자리이다.
4. 이 세 자리에 오행자금 백금색 패치나 자석의 S극을 붙인다.

알아보기

방광 경락은 엉덩이와 다리 뒷면으로 차가운 기운이 내려가는 기운이다. 이 기운이 너무 과하여 뒷면이 차가워지면 좌골 신경통, 후두통, 요통 등의 증상이 함께 올 수 있다.

오행자금 (자석 S극) 붙이기

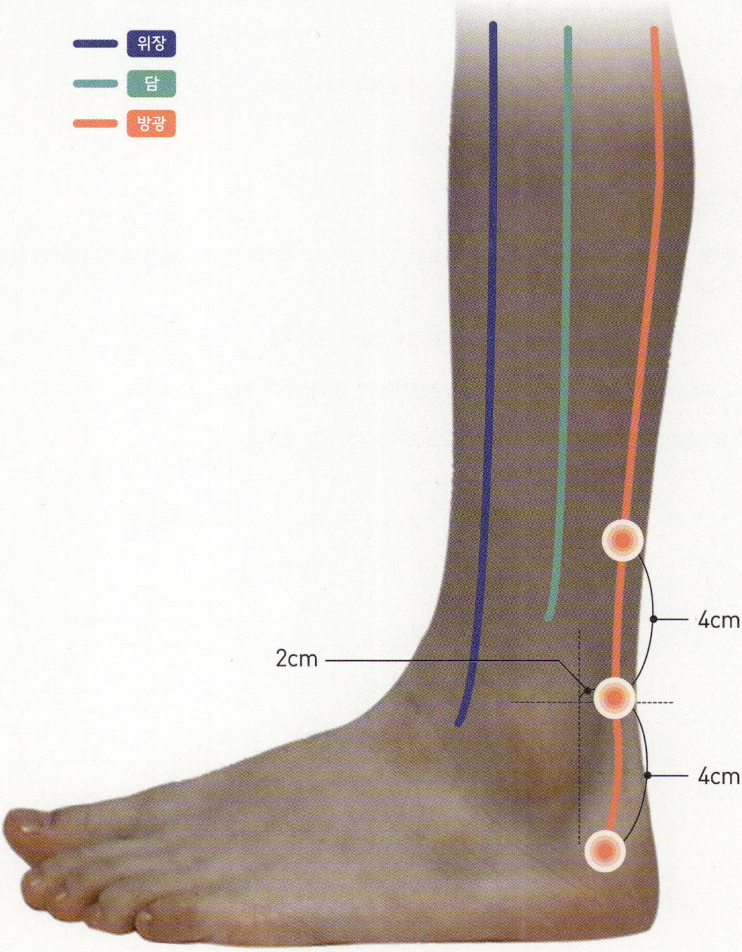

<발목 6번>

04 허리에 힘이 없을 때

허리를 힘있게 만들어 보자.

양쪽 발목의 첫 번째 자리를 눌러보고 많이 아픈 쪽의 발목에 붙이고 첫 번째 자리를 눌러서 풀어주세요.

눌렀을 때 양쪽이 다 아프다거나 증상이 심할 경우 양쪽 발목에 붙이세요.

이렇게 찾으세요! (발목 6번)

1. 바깥쪽 복숭아뼈의 젤 위와 뒤쪽이 직각으로 만나는 점에서 2cm 가량 뒤의 자리가 방광 경락의 두 번째 자리이다.
2. 두 번째 자리에서 4cm 아래의 지점이 첫 번째 자리이다.
3. 두 번째 자리를 중심으로 4cm 위의 지점이 세 번째 자리이다.
4. 이 세 자리에 오행자금 백금색 패치나 자석의 S극을 붙인다.

오행자금 (자석 S극) 붙이기

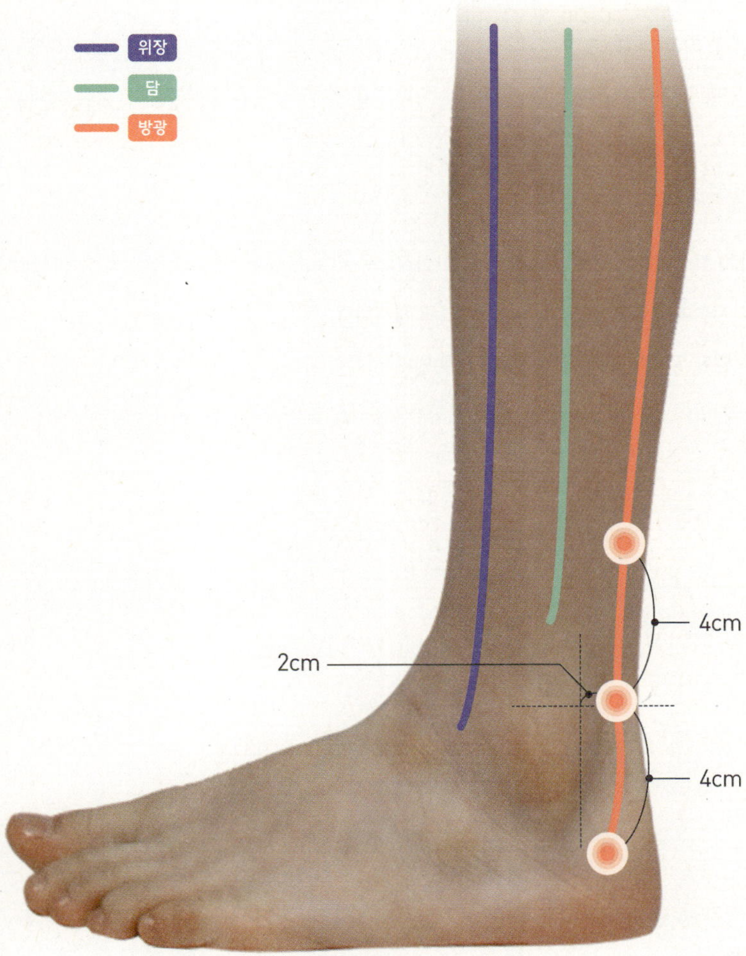

<발목 6번>

05 늘 허리가 차고 시린 느낌

늘 허리가 차고 시린 느낌을 없애보자.

양쪽 발목의 첫 번째 자리를 눌러보고 많이 아픈 쪽의 발목에 붙이고 첫 번째 자리를 눌러서 풀어주세요.
눌렀을 때 양쪽이 다 아프다거나 증상이 심할 경우 양쪽의 손과 발목에 붙이세요.

이렇게 찾으세요! (발목 3번)

1. 안쪽 복숭아뼈의 바깥쪽과 아래쪽이 직각으로 만나는 점이 비장 경락의 첫 번째 자리이다.
2. 그 지점에서 4cm 위의 자리가 두 번째 자리이다.
3. 두 번째 자리의 3cm 위의 자리가 세 번째 자리이다.
4. 세 자리에 오행자금 백금색 패치나 자석의 S극을 붙인다.

알아보기

비장은 습을 만들면서 열을 내는 역할을 하는 경락이다. 이 기운이 과해지면 토극수라 하여 신장의 기능을 억제 시키기 때문에 허리가 차고 시린 증상이 나타난다. 그림의 자리에 오행자금 백금색이나 자석의 S극을 붙여 비장의 기운을 내리면 비장의 기능이 과해져서 생긴 증상을 완화시킬 수 있다.

오행자금 (자석 S극) 붙이기

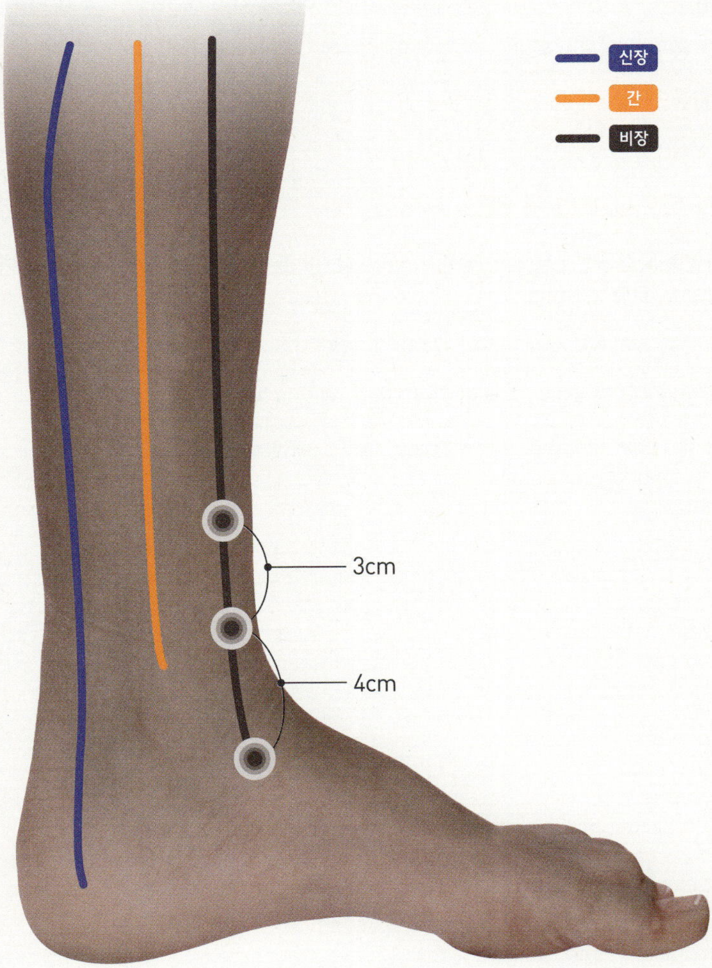

<발목 3번>

06 척추 측만증

척추 측만증을 치료해보자.

양쪽 발목의 첫 번째 자리를 눌러보고 많이 아픈 쪽의 발목에 붙이고 첫 번째 자리를 눌러서 풀어주세요. 눌렀을 때 양쪽이 다 아프다거나 증상이 심할 경우 양쪽의 손과 발목에 붙이세요.

이렇게 찾으세요! (발목 6번)

1. 바깥쪽 복숭아뼈의 젤 위와 뒤쪽이 직각으로 만나는 점에서 2cm 가량 뒤의 자리가 방광 경락의 두 번째 자리이다.
2. 두 번째 자리에서 4cm 아래의 지점이 첫 번째 자리이다.
3. 두 번째 자리를 중심으로 4cm 위의 지점이 세 번째 자리이다.
4. 이 세 자리에 오행자금 백금색 패치나 자석의 S극을 붙인다.

알아보기

척추 측만증은 정면에서 봤을 때 척추가 옆으로 굽은 것을 말한다.

오행자금 (자석 S극) 붙이기

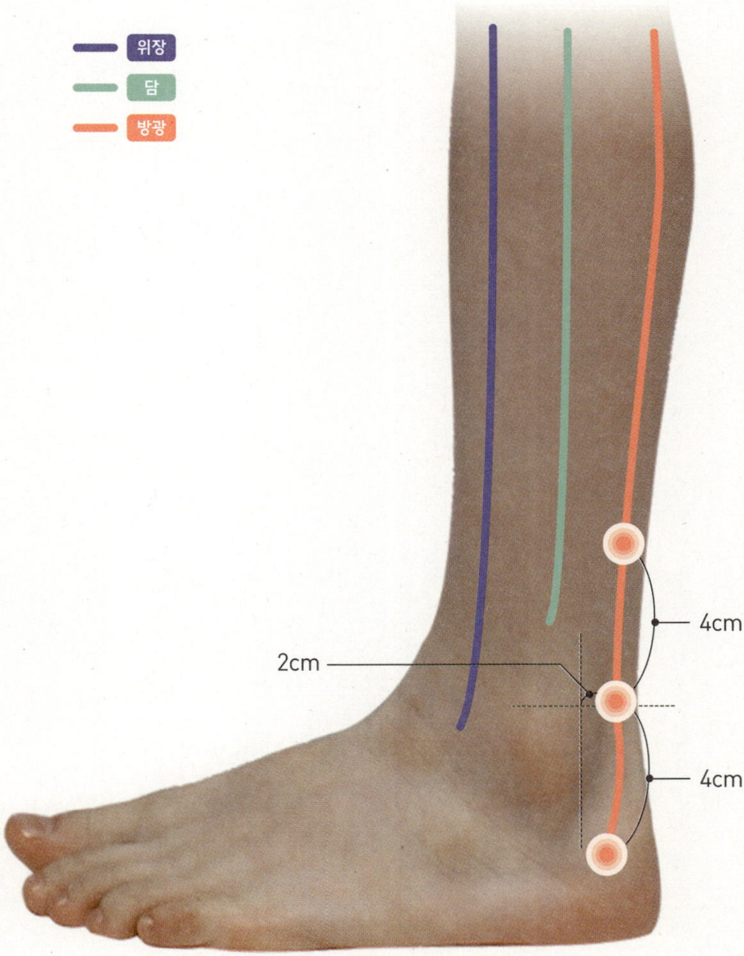

<발목 6번>

이럴 땐 이렇게! 누구나 쉽게 사용하는 SOS 건강법

7

무릎, 발목 등 하체에 주로 생기는 증상

01 발뒤꿈치와 종아리 통증

발뒤꿈치와 종아리 통증을 없애보자.

뒤꿈치나 종아리가 아픈 쪽 발목의 경락에 붙이고 경락의 첫 번째 자리를 눌러서 풀어주세요. 양쪽이 다 아프거나 증상이 심할 경우 양쪽 발목에 붙이세요.

이렇게 찾으세요! (발목 6번)

1. 바깥쪽 복숭아뼈의 젤 위와 뒤쪽이 직각으로 만나는 점에서 2cm 가량 뒤의 자리가 방광 경락의 두 번째 자리이다.
2. 두 번째 자리에서 4cm 아래의 지점이 첫 번째 자리이다.
3. 두 번째 자리를 중심으로 4cm 위의 지점이 세 번째 자리이다.
4. 이 세 자리에 오행자금 백금색 패치나 자석의 S극을 붙인다.

오행자금 (자석 S극) 붙이기

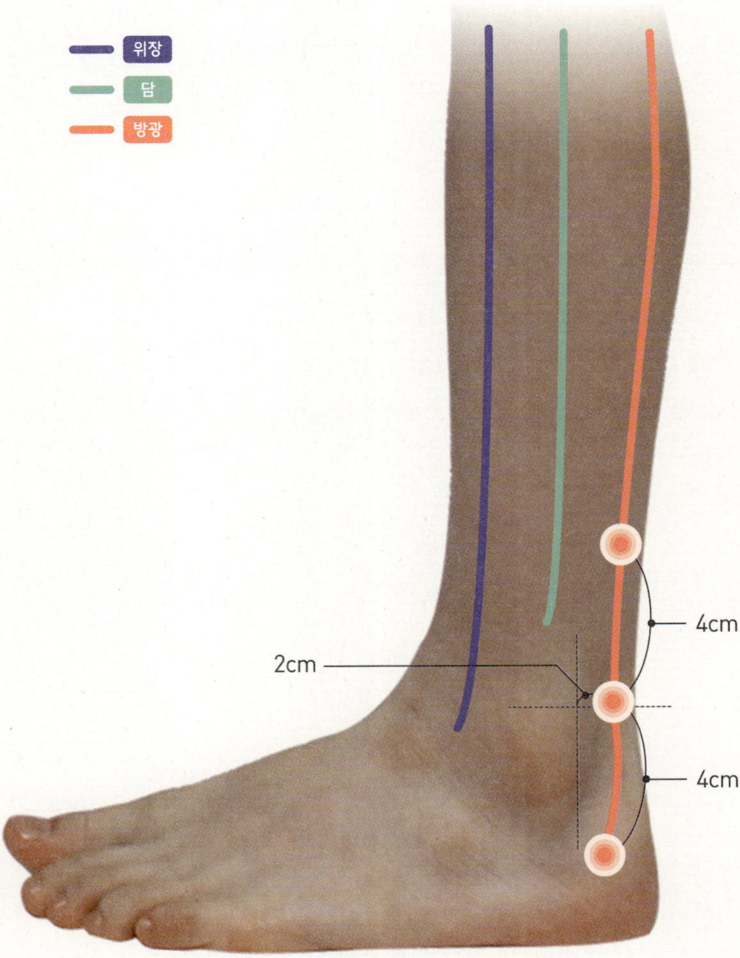

<발목 6번>

02 안쪽 무릎통증

안쪽 무릎통증을 없애보자.

무릎이 아픈 쪽 발목의 경락에 붙이고 경락의 첫 번째 자리를 눌러서 풀어주세요. 양쪽이 다 아프거나 증상이 심할 경우 양쪽 발목에 붙이세요.

이렇게 찾으세요! (발목 3번)

1. 안쪽 복숭아뼈의 바깥쪽과 아래쪽이 직각으로 만나는 점이 비장 경락의 첫 번째 자리이다.
2. 그 지점에서 4cm 위의 자리가 두 번째 자리이다.
3. 두 번째 자리의 3cm 위의 자리가 세 번째 자리이다.
4. 세 자리에 오행자금 백금색 패치나 자석의 S극을 붙인다.

알아보기

무릎통증은 한의학에서는 습한 기운과 관계가 깊다고 본다. 비장 경락은 습하고 더운 기운을 만들어 위로 보내는 기운이다. 이곳에 백금색이나 자석의 S극을 붙이면 습의 기운을 저하시켜 무릎통증 완화에 도움이 된다.

오행자금 (자석 S극) 붙이기

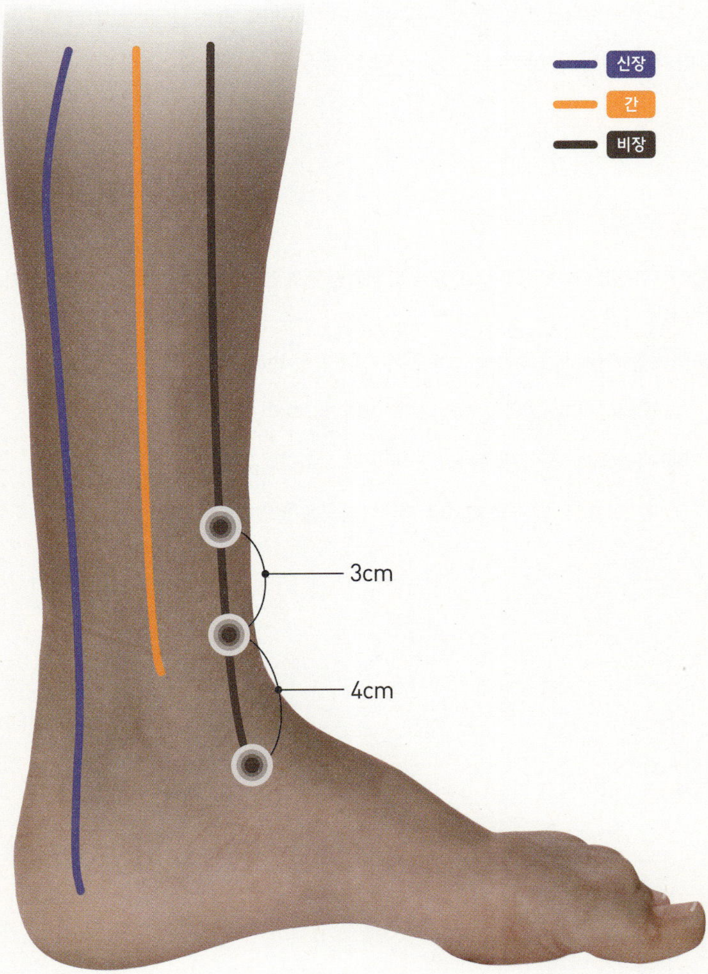

<발목 3번>

03 바깥쪽 무릎통증

바깥쪽 무릎통증을 없애보자.

무릎이 아픈 쪽 발목의 경락에 붙이고 경락의 첫 번째 자리를 눌러서 풀어주세요.
양쪽이 다 아프거나 증상이 심할 경우 양쪽 발목에 붙이세요.

이렇게 찾으세요! (발목 4번)

1. 바깥쪽 복숭아뼈의 가장자리와 정강이 정중앙에서 정강이를 따라 올라가는 자리가 위장 경락이다.
2. 복숭아뼈의 가장 아래쪽에서 4cm 위의 자리가 첫 번째 자리이다.
3. 첫 번째 자리에서 4cm 위의 자리가 두 번째 자리이다.
4. 두 번째 자리에서 4cm 위의 자리가 세 번째 자리이다.
5. 세 자리에 오행자금 백금색 패치나 자석의 S극을 붙인다.

알아보기

무릎 바깥쪽으로 지나가는 경락은 위장 경락이다. 그렇기 때문에 무릎의 앞쪽과 옆쪽 통증은 위장 경락과 관계가 깊다.

오행자금 (자석 S극) 붙이기

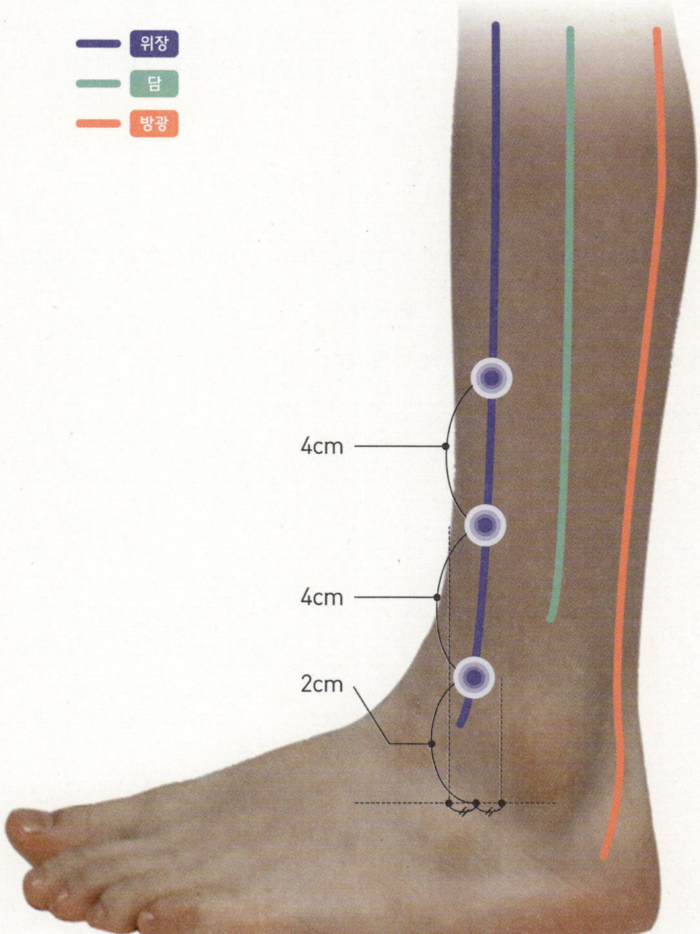

<발목 4번>

04 다리가 무겁고 전신의 무기력감

다리가 무겁고 전신의 무기력감을 없애보자.

다리가 무거운쪽 발목의 경락에 붙이고 경락의 첫 번째 자리를 눌러서 풀어주세요.
양쪽이 다 아프거나 증상이 심할 경우 양쪽 발목에 붙이세요.

이렇게 찾으세요! (발목 3번)

1. 안쪽 복숭아뼈의 바깥쪽과 아래쪽이 직각으로 만나는 점이 비장 경락의 첫 번째 자리이다.
2. 그 지점에서 4cm 위의 자리가 두 번째 자리이다.
3. 두 번째 자리의 3cm 위의 자리가 세 번째 자리이다.
4. 세 자리에 오행자금 백금색 패치나 자석의 S극을 붙인다.

알아보기

비장 경락은 인체의 습과 관련이 깊다. 인체에 습의 비중이 높아지면 다리 뿐만 아니라 몸 전체가 무거워지고 비가 오기 전에는 이 증상이 더 심하게 나타난다. 뿐만 아니라 각종 관절에도 이상 증상이 나타난다. 이 자리에 오행자금 백금색 패치나 자석의 S극을 붙이면, 비장의 기운이 약해지고, 몸이 무겁고 무기력한 느낌을 완화시킬 수 있다.

오행자금 (자석 S극) 붙이기

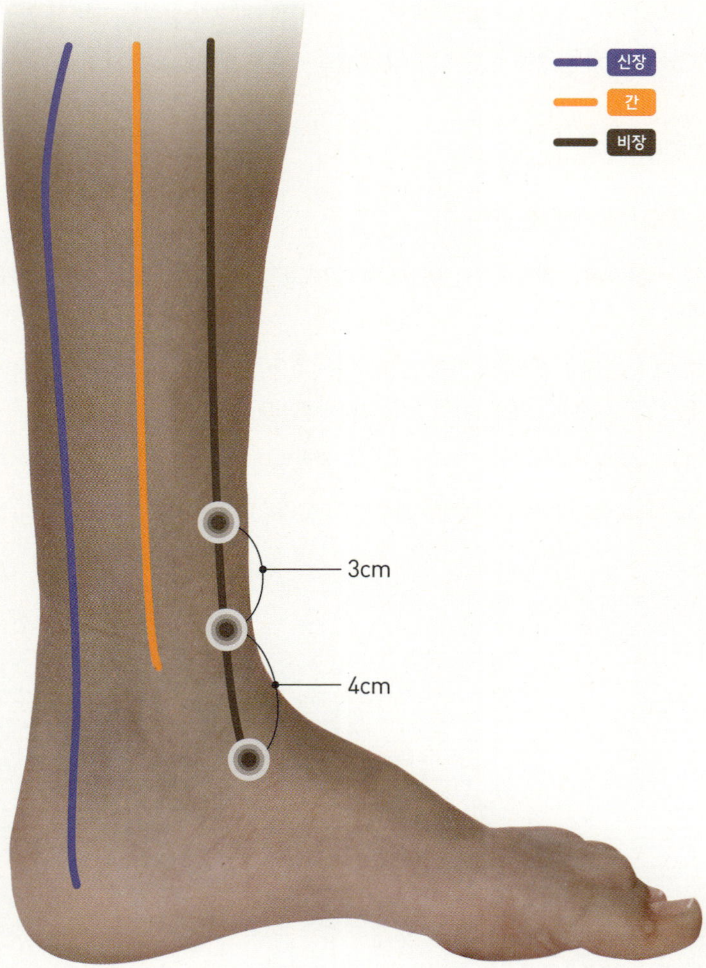

<발목 3번>

05 다리의 근육이 시리고 아픔

다리의 근육이 시리고 아픈 것을 없애보자.

근육이 시리고 아픈 쪽 발목의 경락에 붙이고 경락의 첫 번째 자리를 눌러서 풀어주세요. 양쪽이 다 아프거나 증상이 심할 경우 양쪽 발목에 붙이세요.

이렇게 찾으세요! (발목 4번)

1. 바깥쪽 복숭아뼈의 가장자리와 정강이 정중앙에서 정강이를 따라 올라가는 자리가 위장 경락이다.
2. 복숭아뼈의 가장 아래쪽에서 4cm 위의 자리가 첫 번째 자리이다.
3. 첫 번째 자리에서 4cm 위의 자리가 두 번째 자리이다.
4. 두 번째 자리에서 4cm 위의 자리가 세 번째 자리이다.
5. 세 자리에 오행자금 백금색 패치나 자석의 S극을 붙인다.

알아보기

한의학에서는 팔다리의 이상은 위장과 비장과 관련되어 있다고 말한다. 위장 경락은 위에서 아래로 내려가는 경락이다. 위장 경락의 균형이 깨지면, 하체와 다리 쪽에 각종 이상 증상이 나타난다. 그림의 자리에 오행자금 백금색 패치나 자석의 S극을 붙여 위장 경락의 균형을 맞춰서 몸에 나타나던 통증의 변화를 느껴보자.

오행자금 (자석 S극) 붙이기

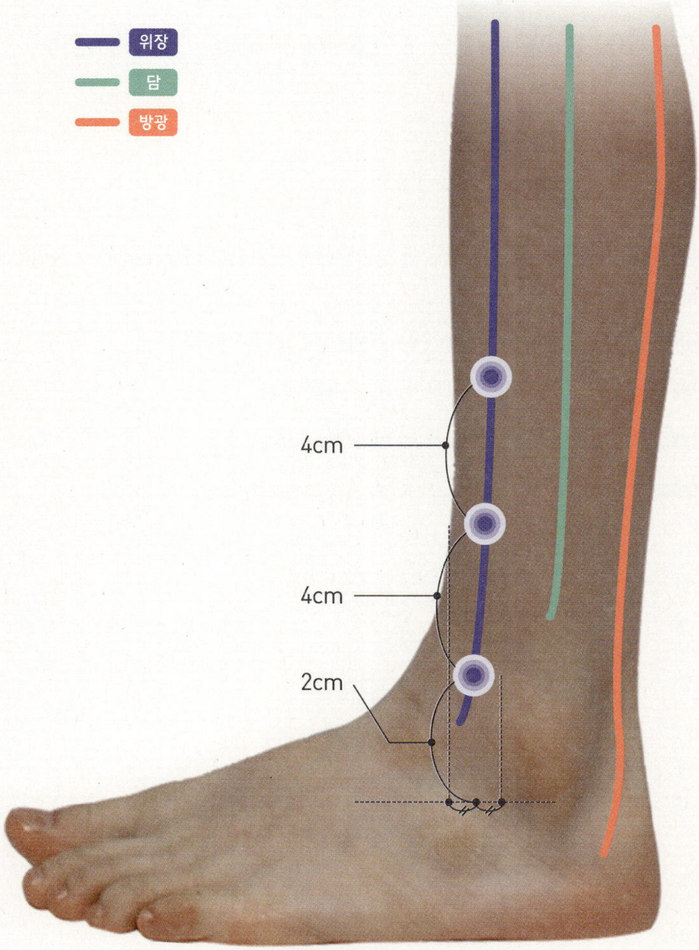

<발목 4번>

06 발가락 관절통

발가락 관절 마디가 아픈 관절통을 없애보자.

발가락 관절이 아픈 쪽 발목의 경락에 붙이고 경락의 첫 번째 자리를 눌러서 풀어주세요.
양쪽이 다 아프거나 증상이 심할 경우 양쪽 발목에 붙이세요.

이렇게 찾으세요! (발목 4번)

1. 바깥쪽 복숭아뼈의 가장자리와 정강이 정중앙에서 정강이를 따라 올라가는 자리가 위장 경락이다.
2. 복숭아뼈의 가장 아래쪽에서 4cm 위의 자리가 첫 번째 자리이다.
3. 첫 번째 자리에서 4cm 위의 자리가 두 번째 자리이다.
4. 두 번째 자리에서 4cm 위의 자리가 세 번째 자리이다.
5. 세 자리에 오행자금 백금색 패치나 자석의 S극을 붙인다.

알아보기

두 번째 발가락에서 시작되는 경락이 위장 경락이다.

오행자금 (자석 S극) 붙이기

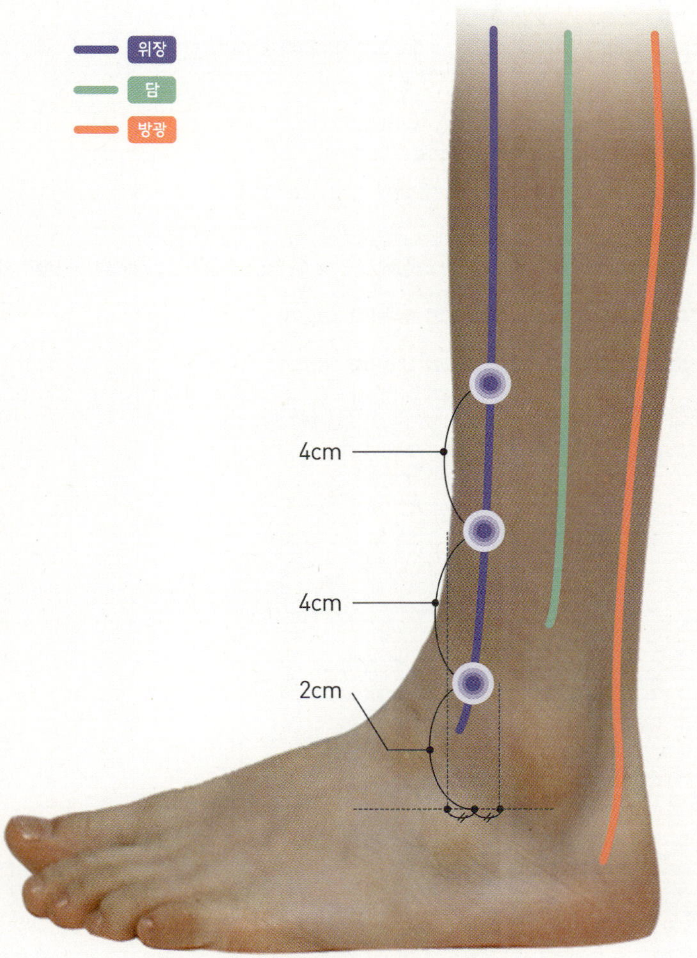

<발목 4번>

07 발목이 자주 삐고 뻐근함

발목이 자주 삐고 뻐근한 것을 없애보자.

발목이 아픈 쪽 발목의 경락에 붙이고 경락의 첫 번째 자리를 눌러서 풀어주세요. 양쪽이 다 아프거나 증상이 심할 경우 양쪽 발목에 붙이세요.

이렇게 찾으세요! (발목 2번)

1. 발목 안쪽의 복숭아뼈 중심이 되는 지점에서 3cm 올라간 자리가 간 경락의 첫 번째 자리이다.
2. 첫 번째 자리에서 3cm 위의 자리가 두 번째 자리이다.
3. 두 번째 자리에서 3cm 위의 자리가 세 번째 자리이다.
4. 세 곳에 오행자금 백금색 패치나 자석의 S극을 붙인다.

알아보기

한의학에서는 모든 관절은 담경이 주관한다고 하며, 관절과 담경은 아주 밀접한 관계에 있다고 본다. 발목이 자주 삐고 뻐근할 때에는 발목 2번에 오행자금 백금색 패치나 자석의 S극을 붙인다.

오행자금 (자석 S극) 붙이기

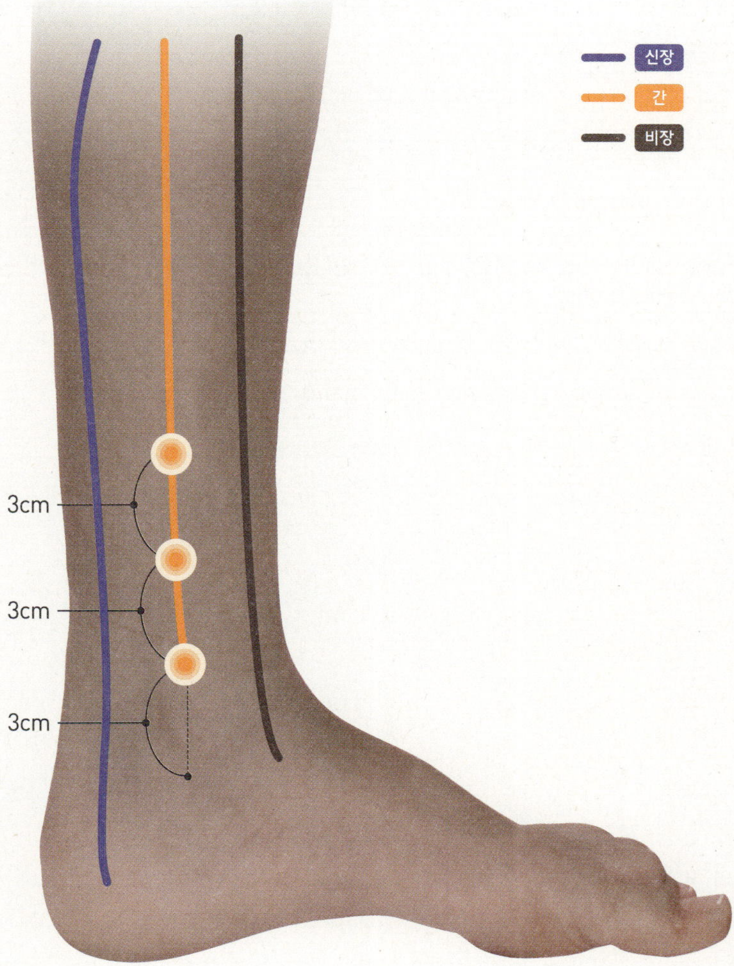

<발목 2번>

08 다리 뒷면이 당기는 느낌

다리 뒷면이 당기는 느낌을 없애보자.

뒷다리가 당기는 느낌이 드는 쪽 발목의 경락에 붙이고 경락의 첫 번째 자리를 눌러서 풀어주세요.
양쪽이 다 아프거나 증상이 심할 경우 양쪽 발목에 붙이세요.

이렇게 찾으세요! (발목 6번)

1. 바깥쪽 복숭아뼈의 젤 위와 뒤쪽이 직각으로 만나는 점에서 2cm 가량 뒤의 자리가 방광 경락의 두 번째 자리이다.
2. 두 번째 자리에서 4cm 아래의 지점이 첫 번째 자리이다.
3. 두 번째 자리를 중심으로 4cm 위의 지점이 세 번째 자리이다.
4. 이 세 자리에 오행자금 백금색 패치나 자석의 S극을 붙인다.

알아보기

다리 뒤쪽으로 지나가는 경락은 방광 경락이 유일하다. 방광 경락은 머리쪽에 있는 열기를 시원하게 하여 아래로 내려오게 하는 역할을 한다. 하지만 이 차가운 기운이 지나치게 많이 내려오면 허리가 아프게 되고, 하체 쪽에 이상 증상이 나타난다. 이 자리에 오행자금 백금색 패치나 자석의 S극을 붙이면 차가운 기운이 지나치게 많이 내려오는 것을 막을 수 있다.

오행자금 (자석 S극) 붙이기

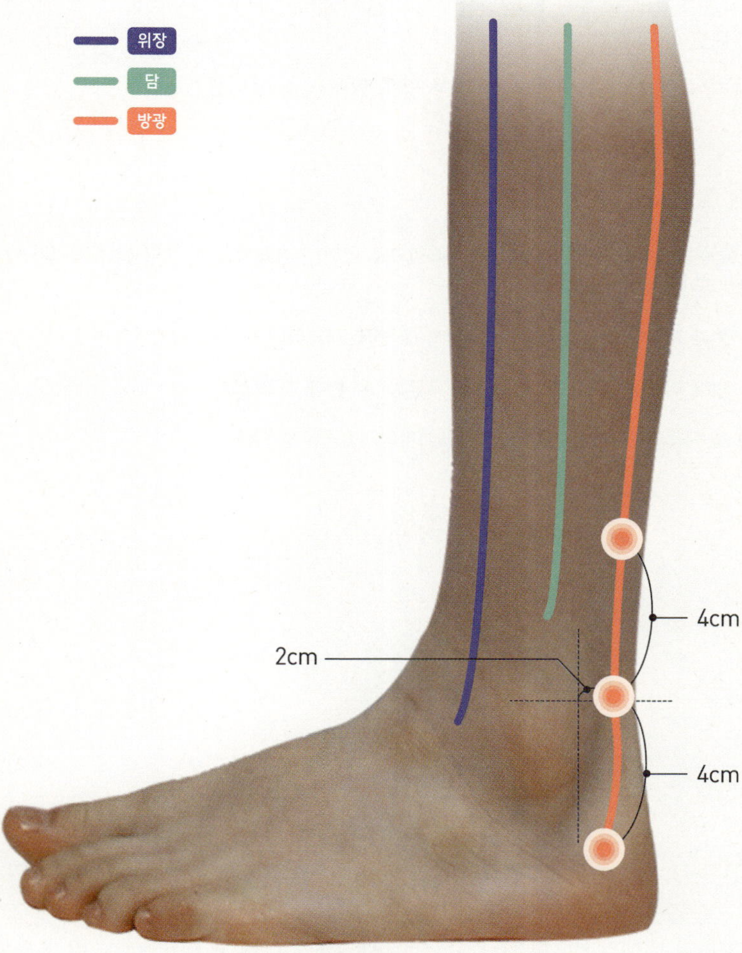

<발목 6번>

09 다리가 차고 감각의 이상이 생김

다리가 차고 다리 감각이 이상할 때 감각을 찾아보자.

다리가 차고 감각 이상이 있는 쪽 발목의 경락에 붙이고 경락의 첫번째 자리를 눌러서 풀어주세요.

양쪽이 다 아프거나 증상이 심할 경우 양쪽 발목에 붙이세요.

이렇게 찾으세요! (발목 6번)

1. 바깥쪽 복숭아뼈의 젤 위와 뒤쪽이 직각으로 만나는 점에서 2cm 가량 뒤의 자리가 방광 경락의 두 번째 자리이다.
2. 두 번째 자리에서 4cm 아래의 지점이 첫 번째 자리이다.
3. 두 번째 자리를 중심으로 4cm 위의 지점이 세 번째 자리이다.
4. 이 세 자리에 오행자금 백금색 패치나 자석의 S극을 붙인다.

알아보기

방광경의 차가운 기운이 지나치게 많이 내려와서 나타나는 증상이다. 이 자리에 오행자금 백금색 패치를 붙이면 아래로 내려가는 차가운 기운의 균형을 맞춰 증상 완화에 도움이 된다.

오행자금 (자석 S극) 붙이기

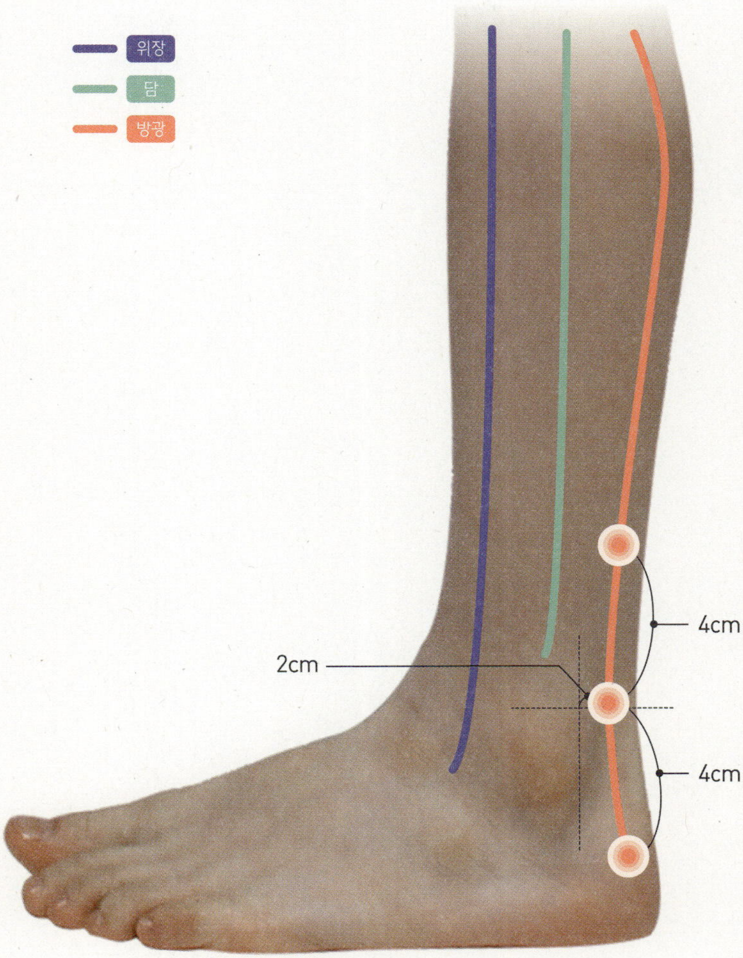

<발목 6번>

자석으로 지키는 생활 속의 건강

자석을 알면, 건강이 보인다

CHAPTER 3

아픈 부위에 따라 간단하게!
통증유발점

통증유발점이란?

오행자금 백금색, 패치, 파스(자석 S극)

신체의 어떤 특정한 부위에 통증을 느낄 때, 그 통증을 유발시키는 어떤 특정한 지점이 그 부위의 통증을 유발시킨다고 본다. 그 지점을 통증유발점이라고 부르는데, 이 통증유발점을 자극해주면 비교적 간단하고 쉽게 그 부위의 통증을 완화시킬 수 있다.

목, 어깨, 팔, 등, 복부, 허벅지, 종아리, 발 등의 그림에 통증이 있는 자리를 빨간색으로 표시하였고, X자로 표시한 곳이 통증유발점이다. 이 자리에 오행자금 백금색 패치나 자석의 S극을 붙여 간단하고 쉽게 통증이 완화되는 경험을 해보자.

1. 목 · 어깨

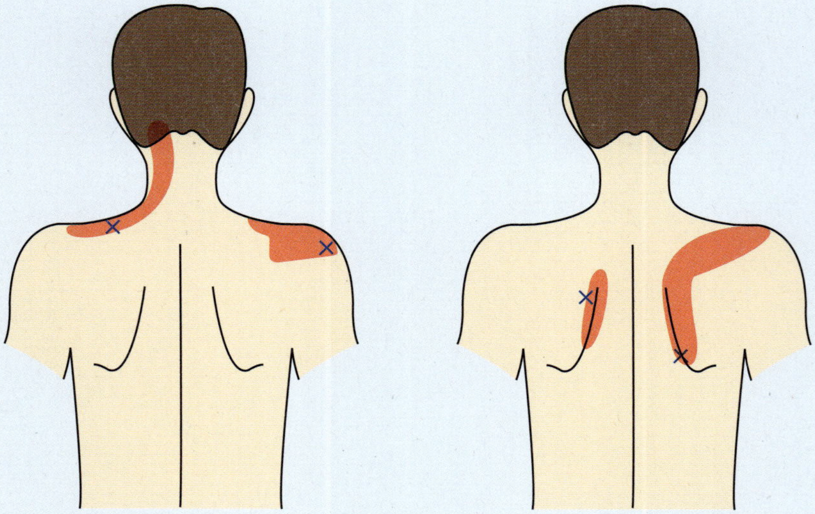

S극을 붙이면 염증반응(발열, 발적, 통증, 부종)이 약해진다.

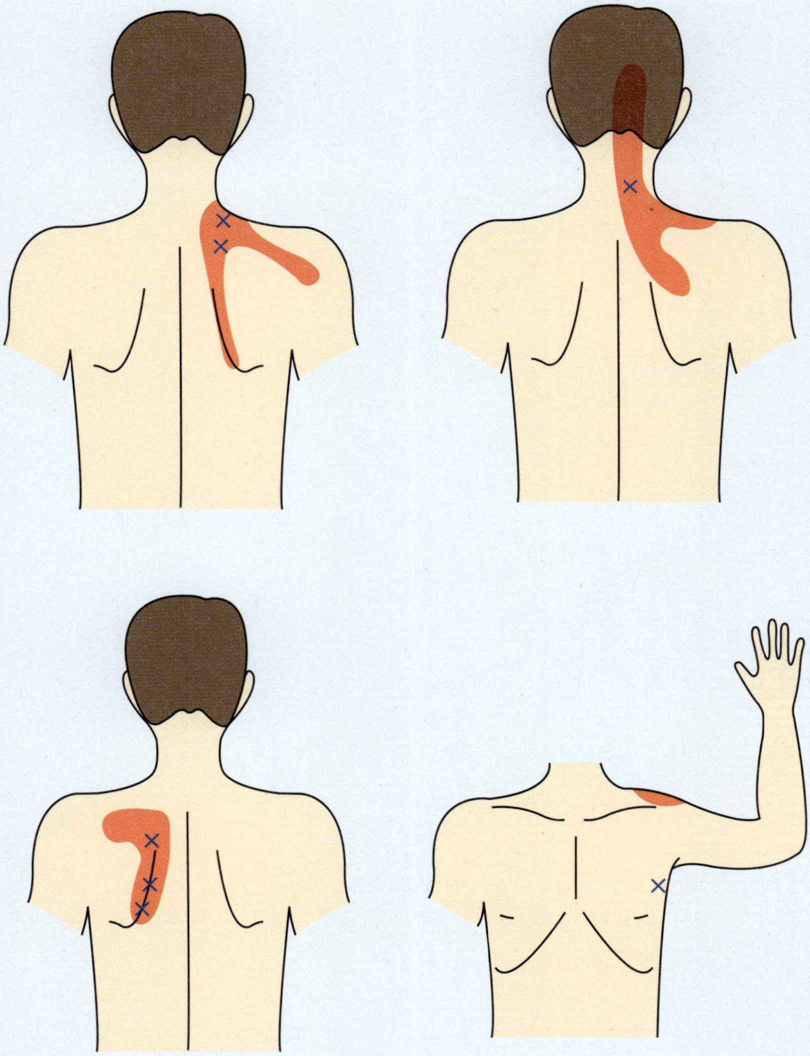

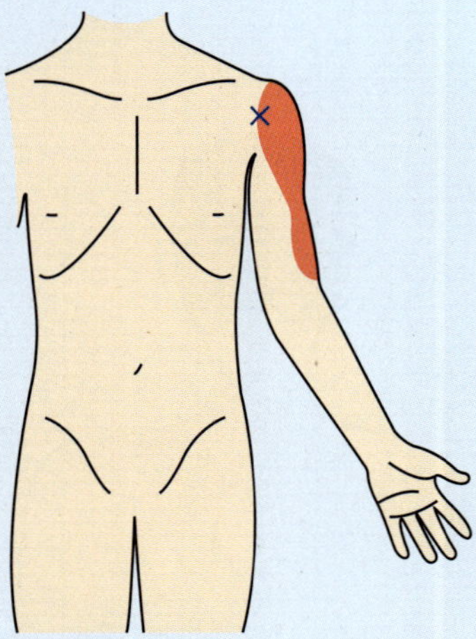

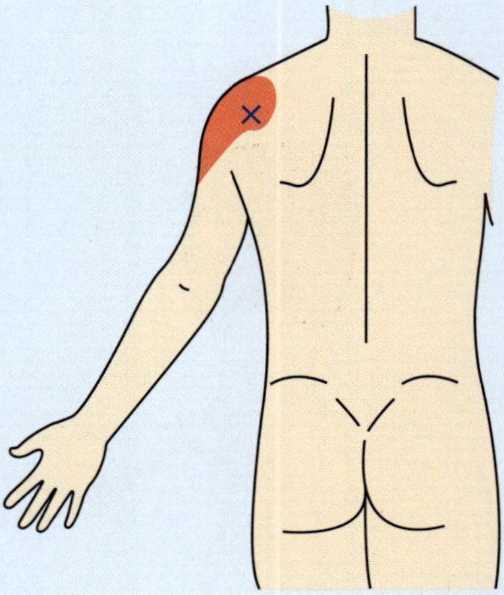

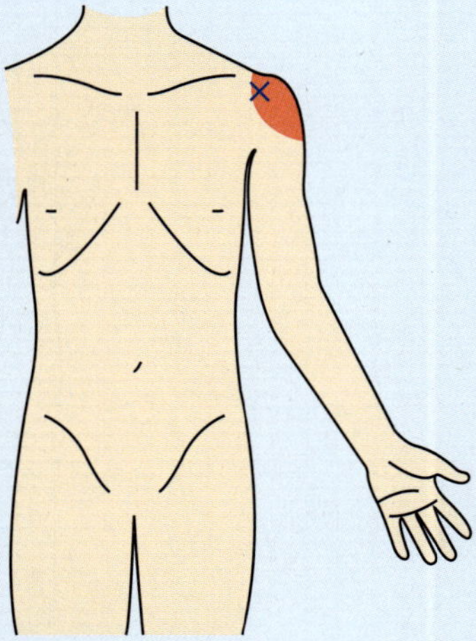

2. 팔

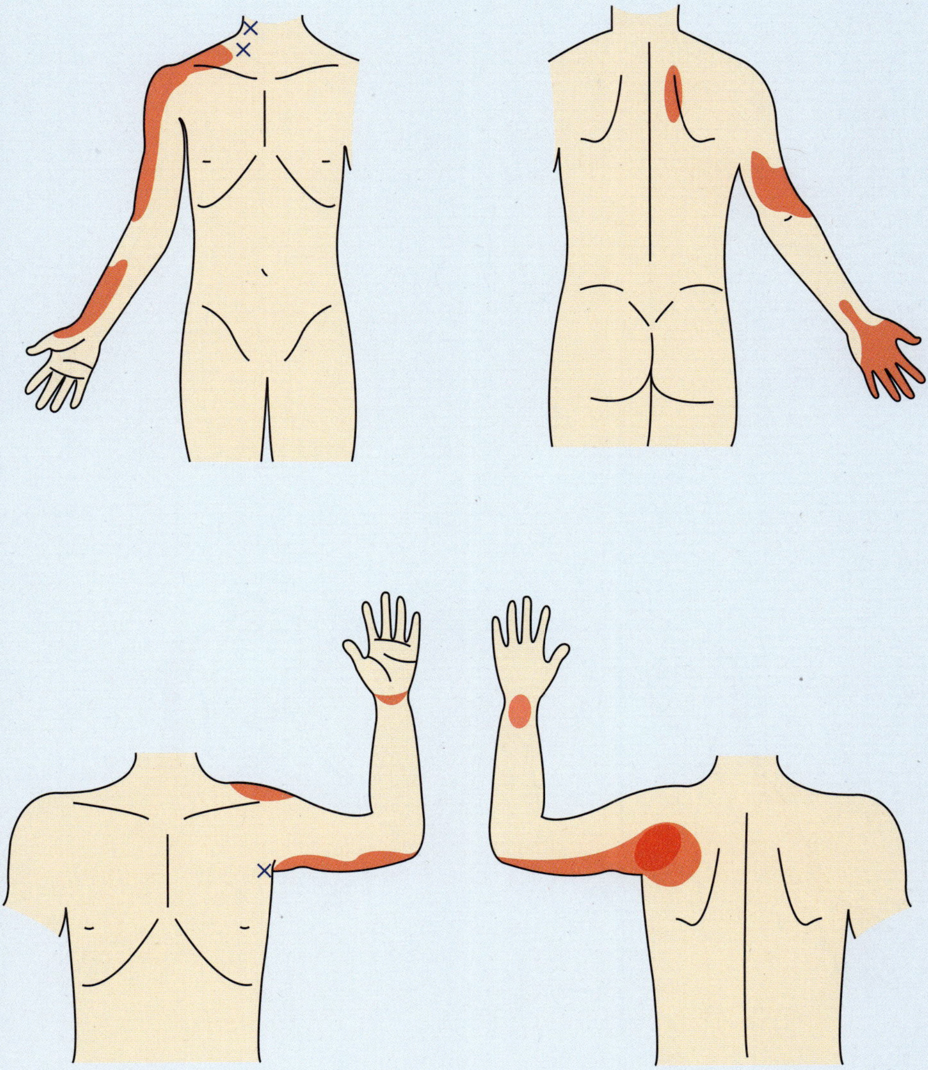

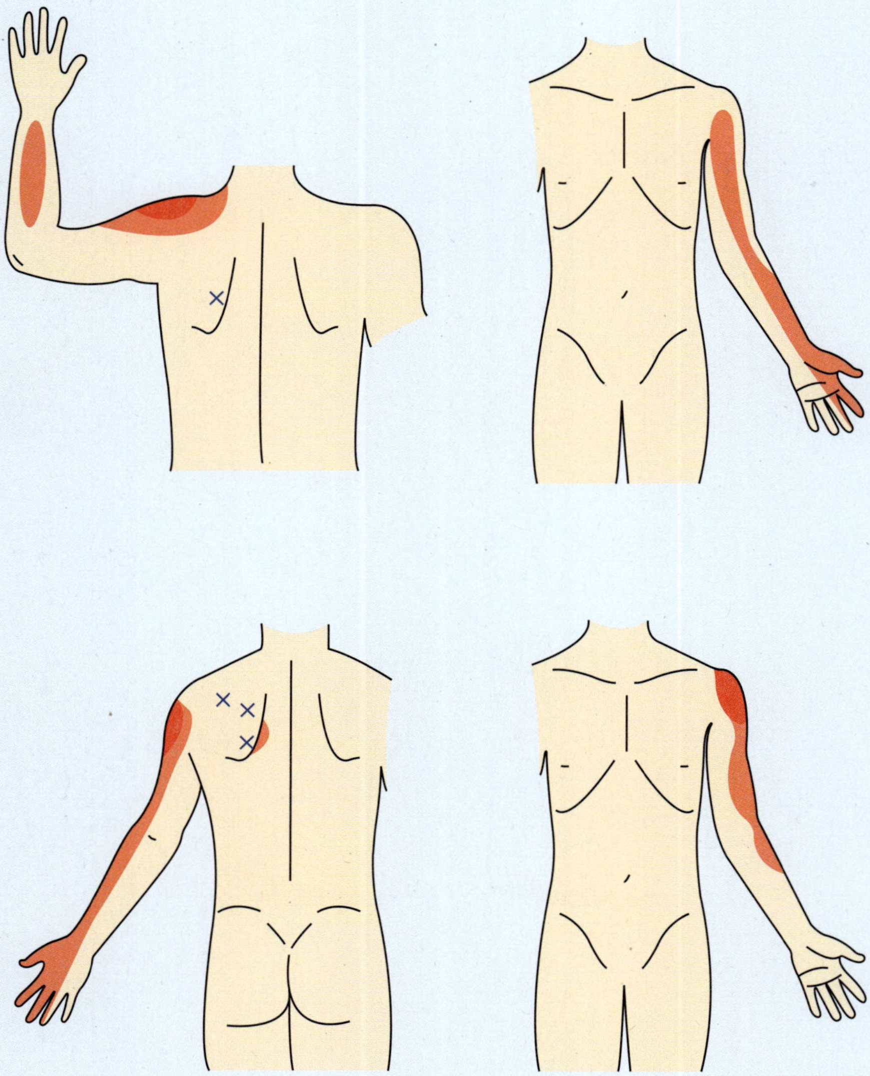

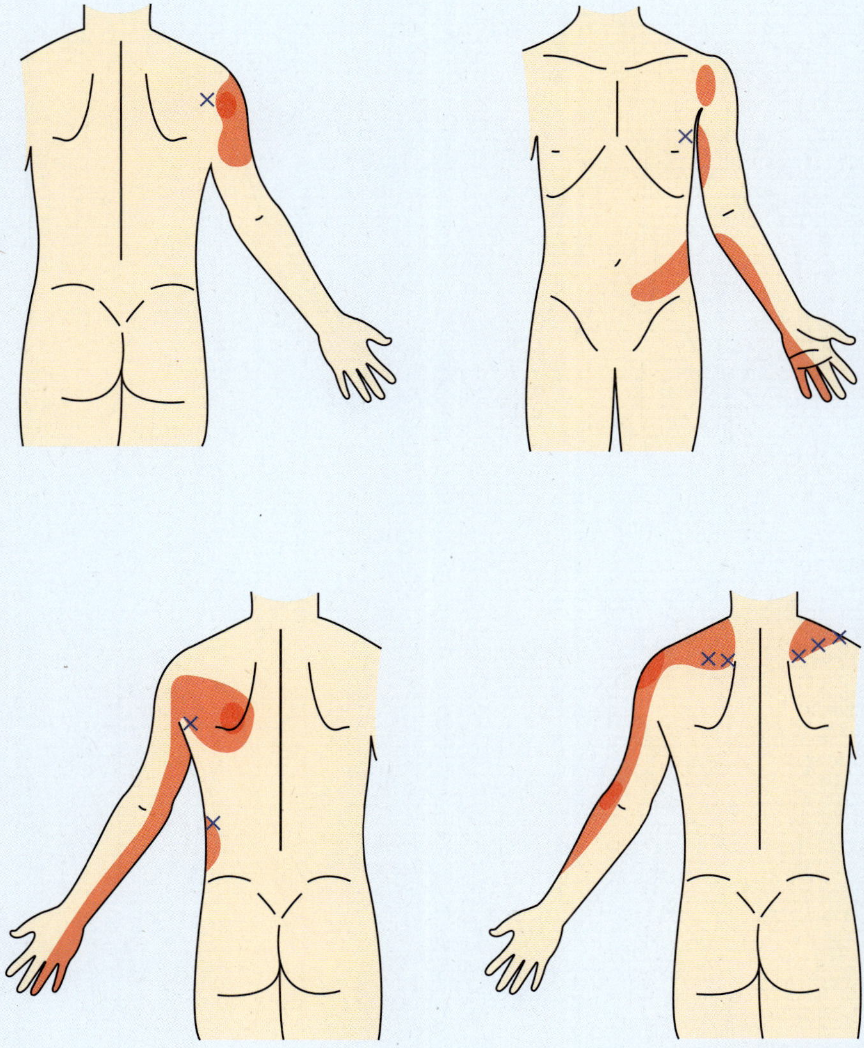

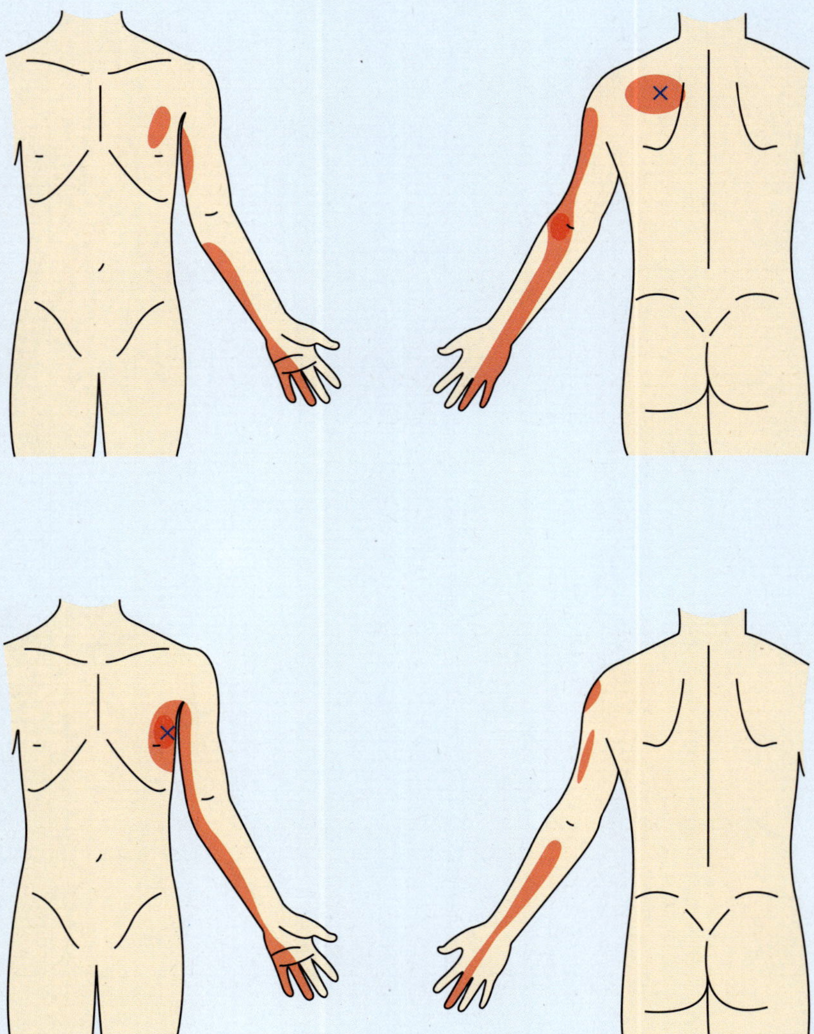

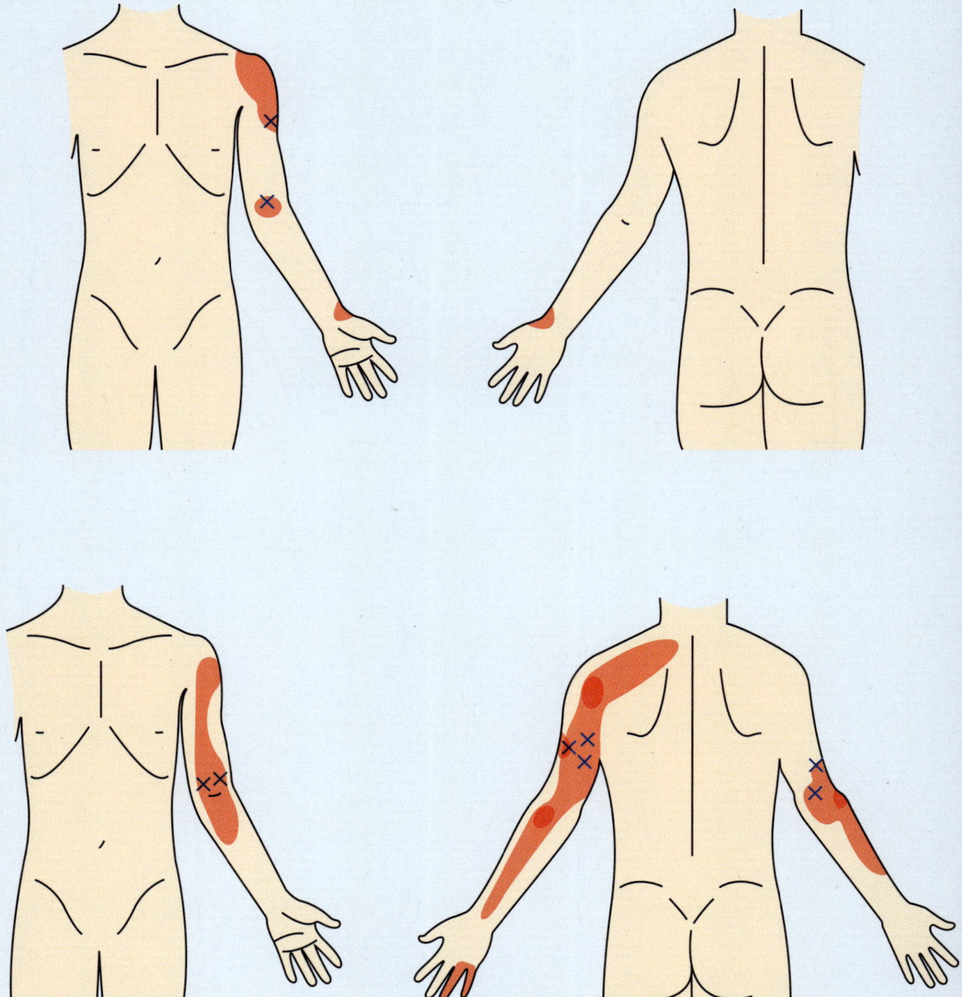

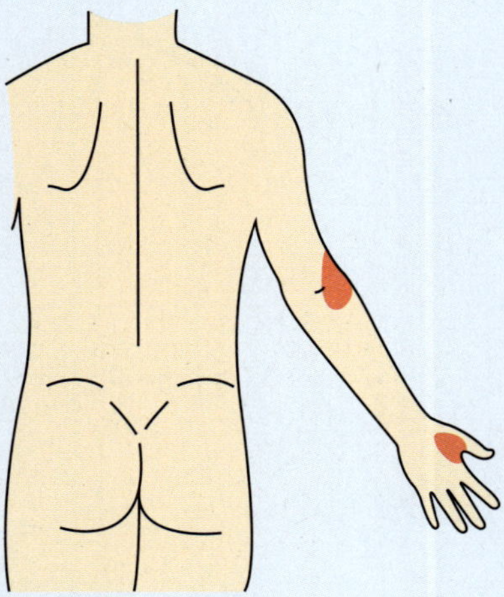

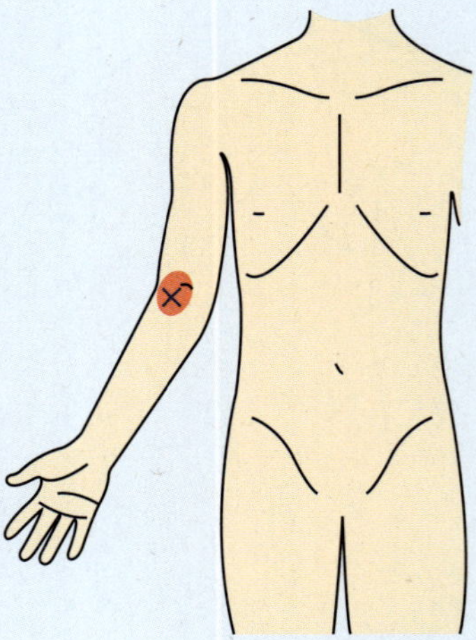

3. 등 · 복부

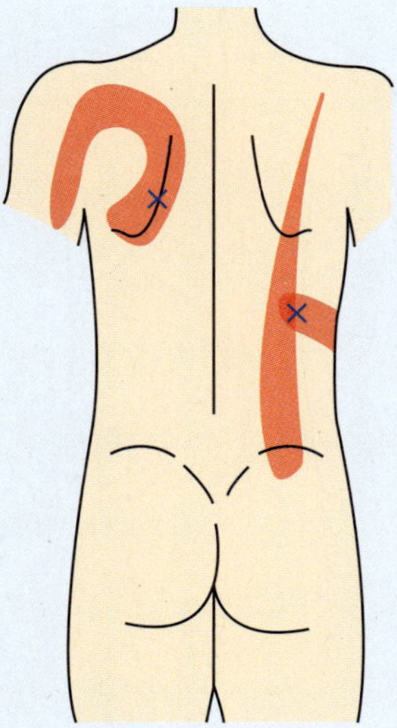

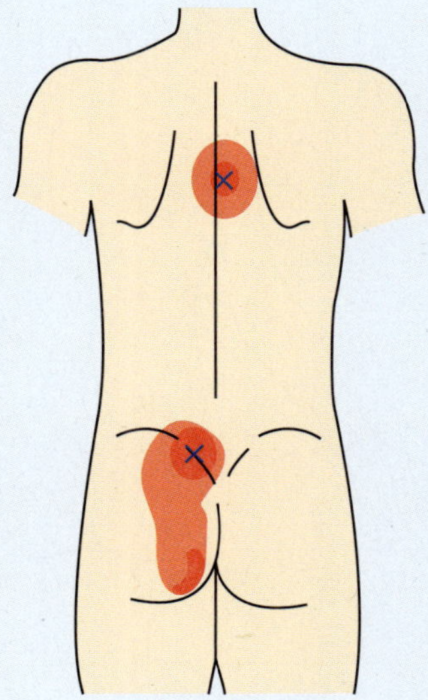

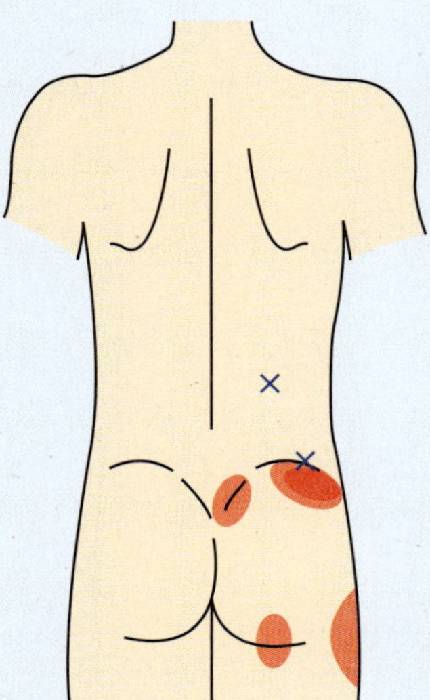

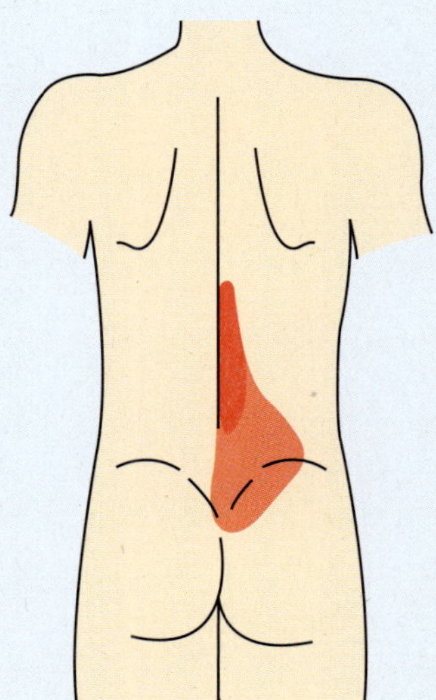

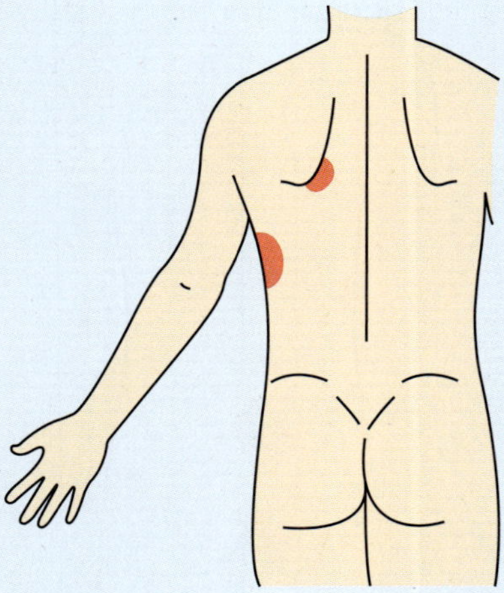

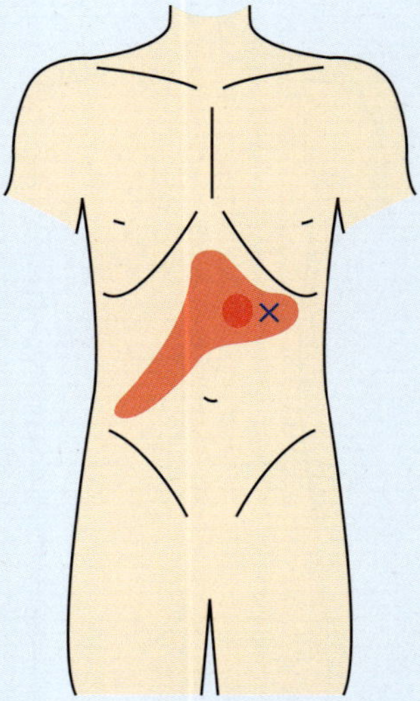

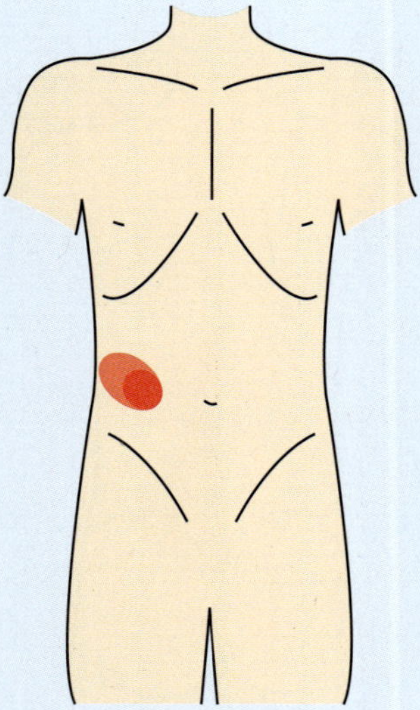

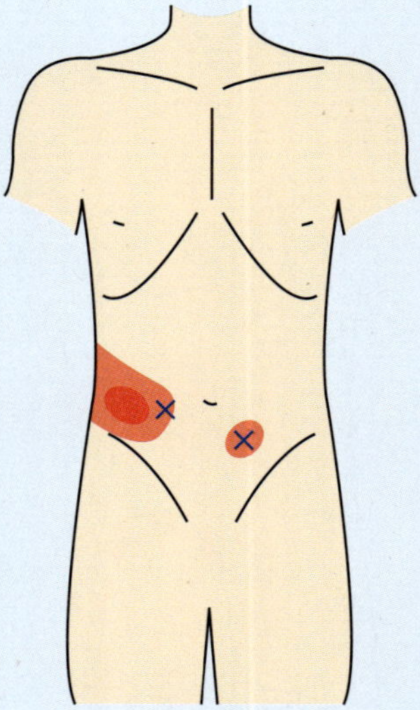

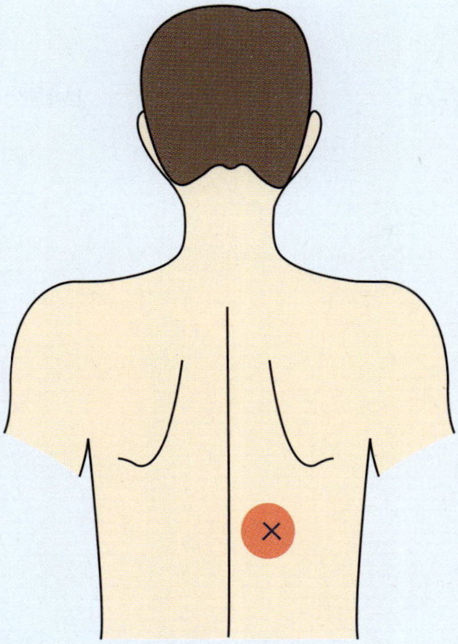

4. 엉덩이 · 허벅지

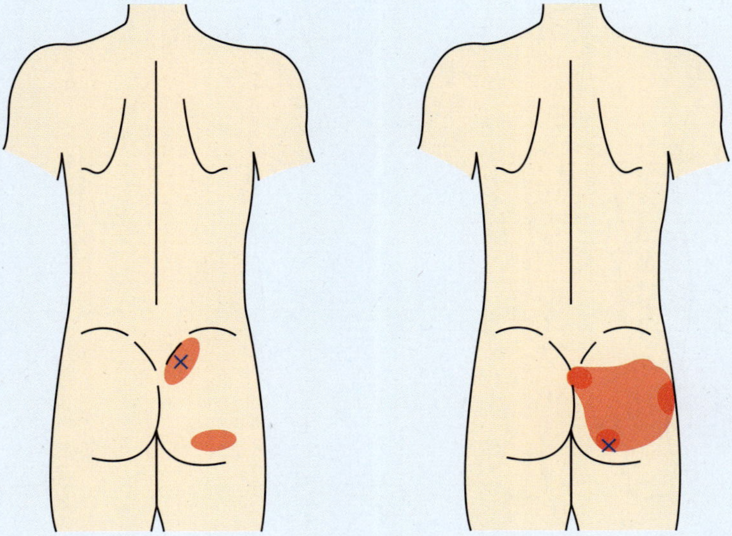

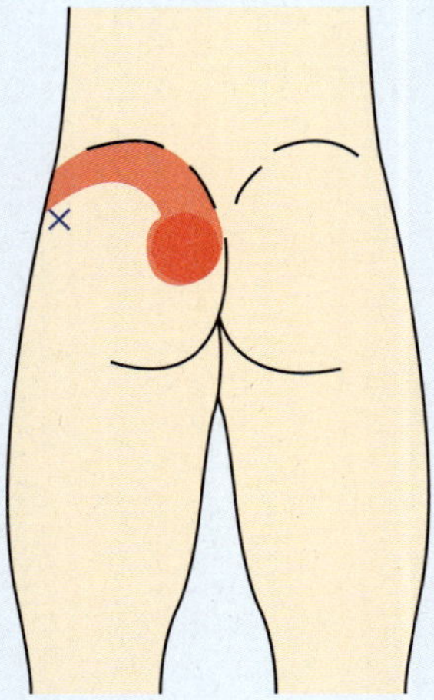

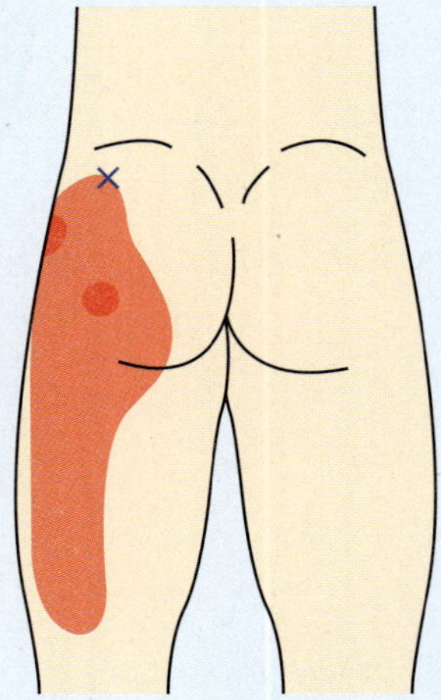

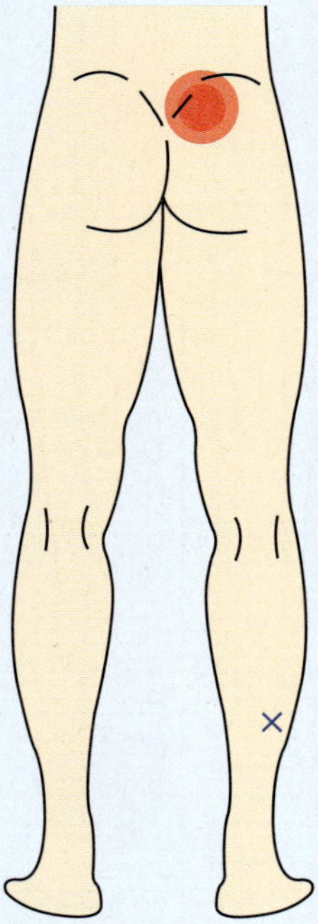

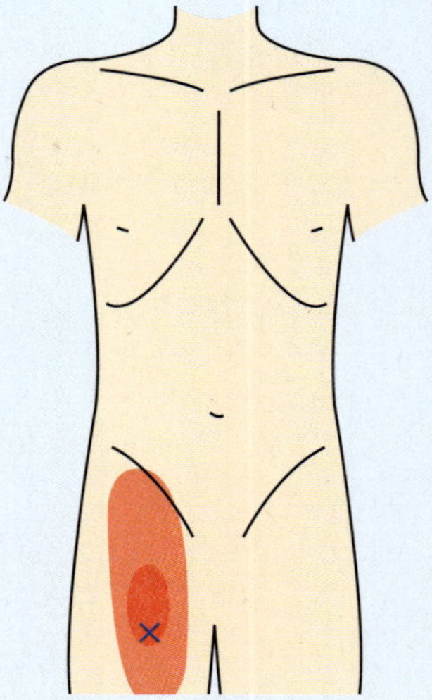

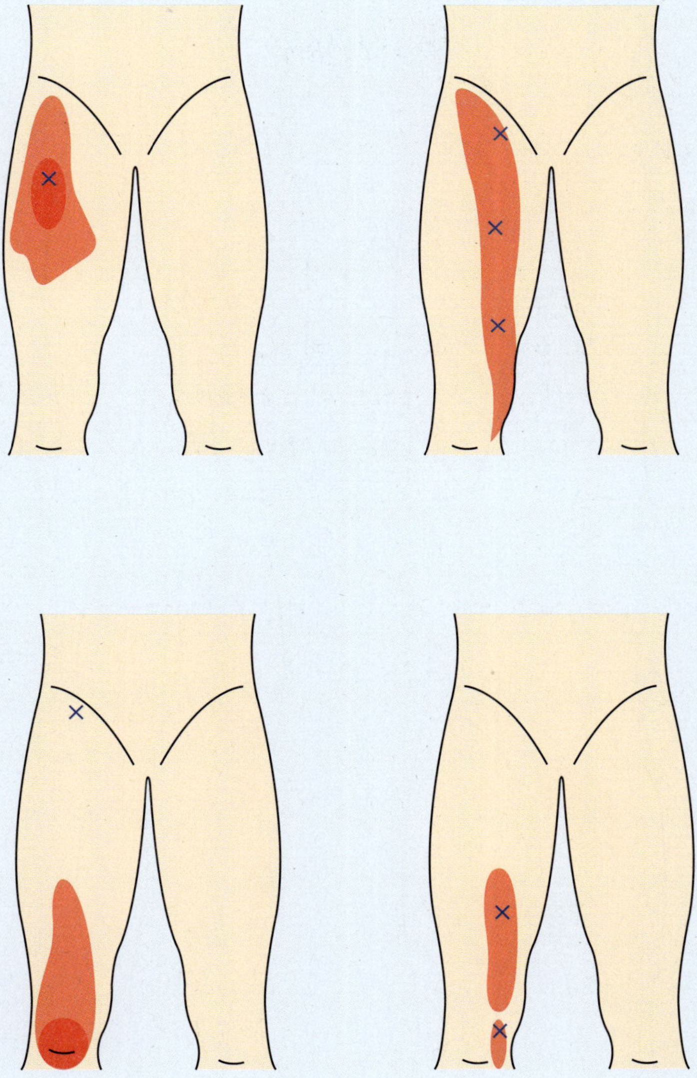

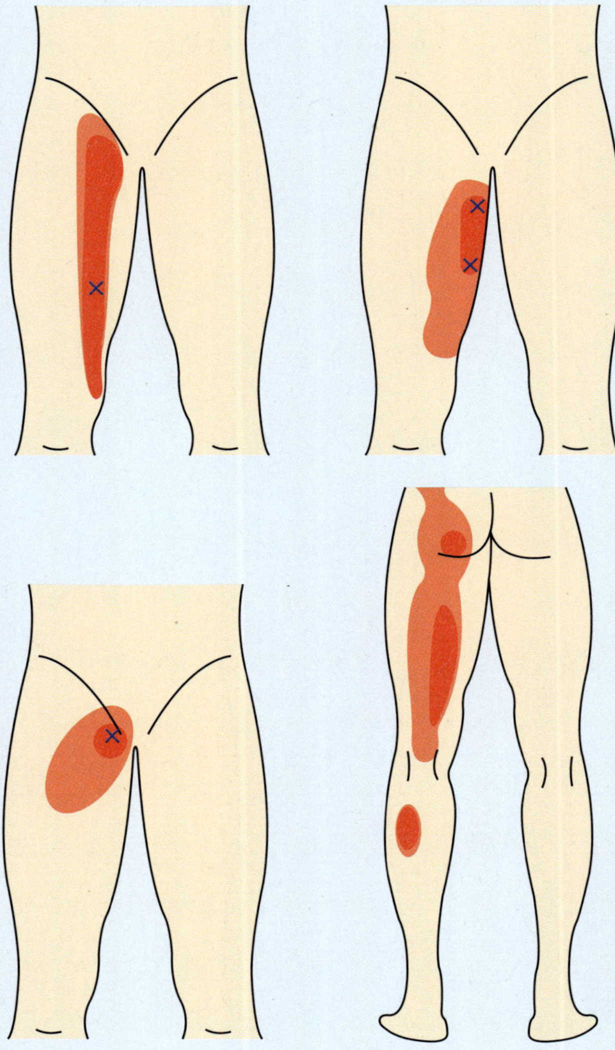

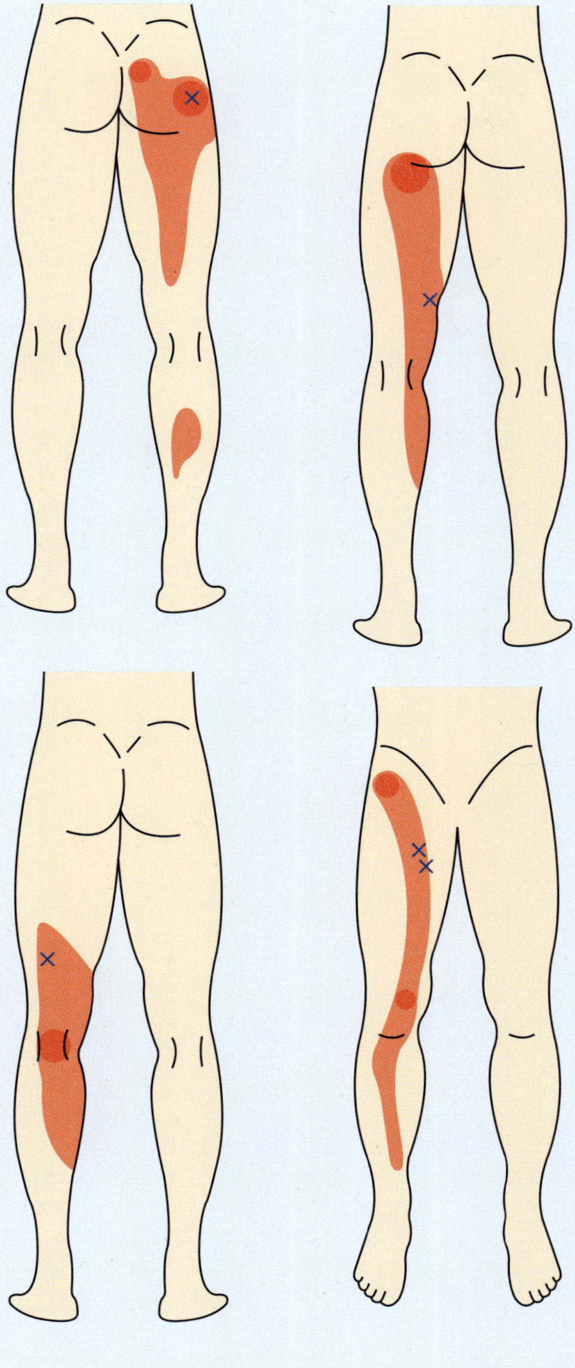

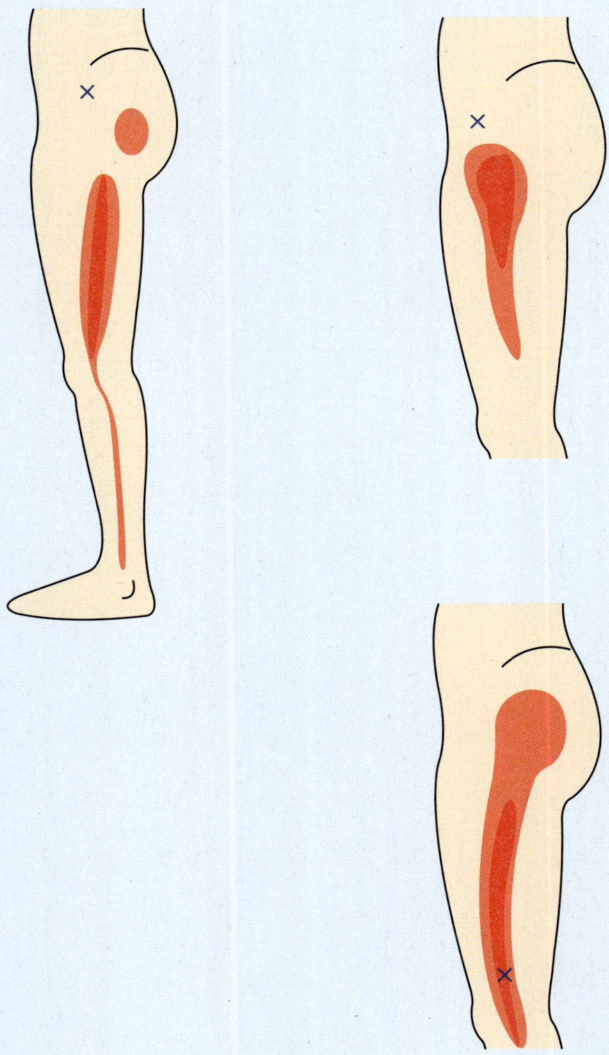

5. 종아리 · 발

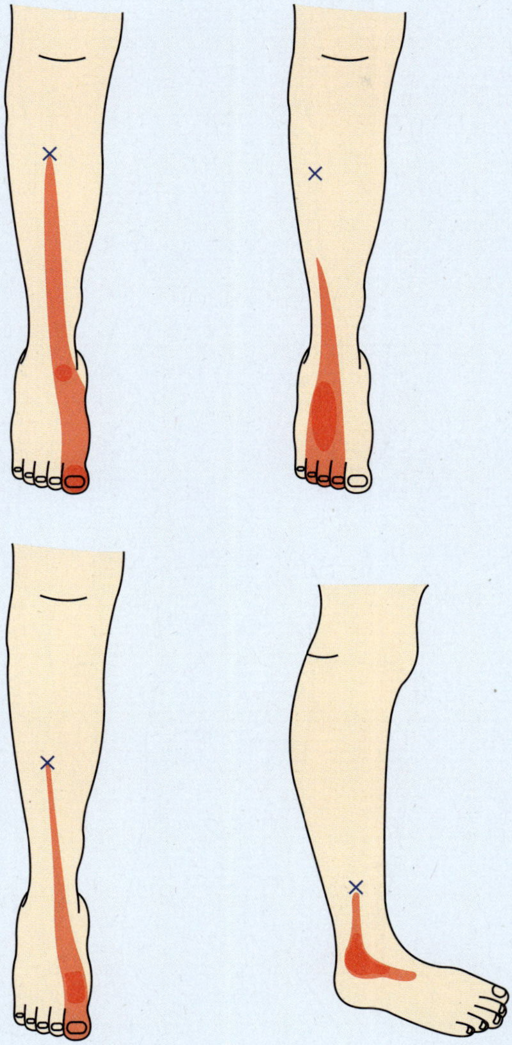

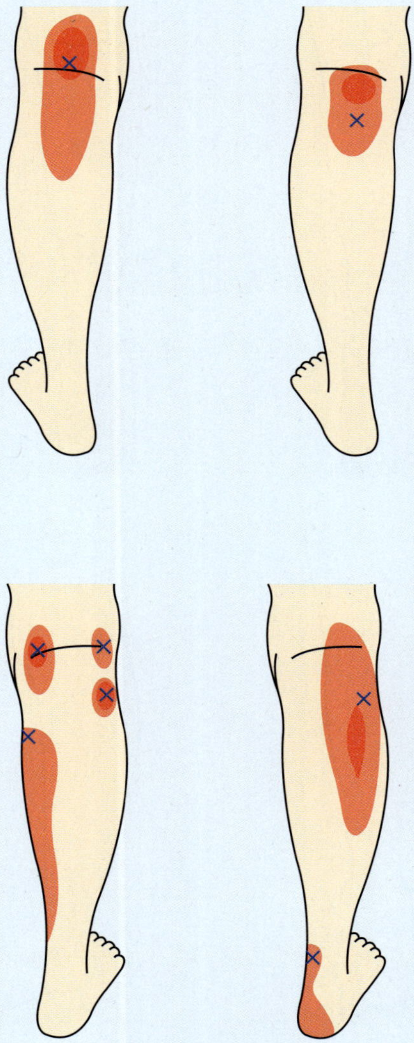

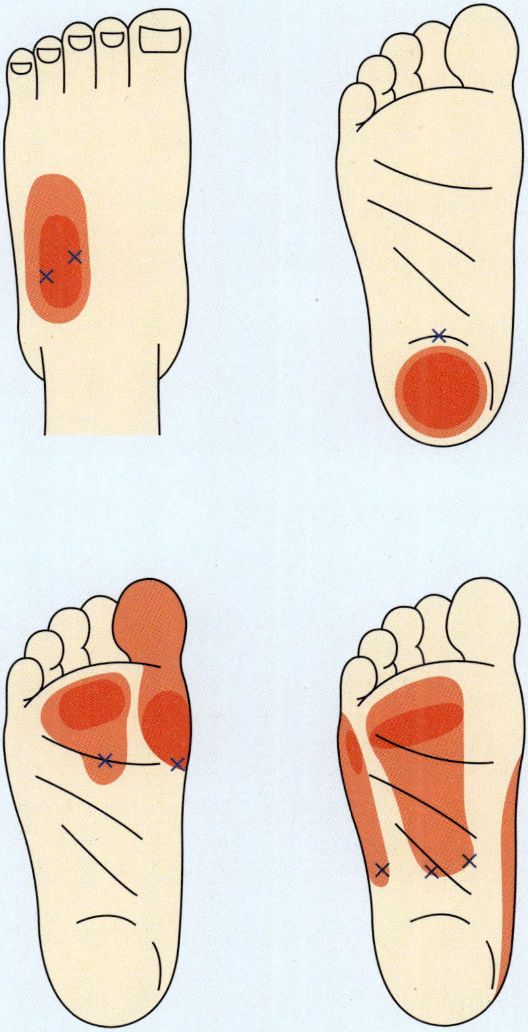

자석으로 지키는 생활 속의 건강

자석을 알면, 건강이 보인다

APPENDIX

오행자금 금색 사용법

부록 차례

1. 오행자금 금색의 특징 (자석 N극)

오행자금 금색은 피부에 닿이는 부분이 자석의 N 극에 24K 금을 코팅하여 자력의 기운이 몸속으로 들어갈 때 금의 기운과 함께 작용하여 자석이 닿이는 부분의 기운이 강하게 흐르게 한다.

2. 오행자금 금색 사용 시 주의점

오행자금을 사용할 때에는
첫째, 자석의 극성을 확인하여 자력의 기운이 들어가는지 나오는지를 확인하는 게 중요하다.

둘째, 자석을 붙이는 자리의 경락과 경혈의 혈성을 파악하는 게 중요하다. 예를 들면 어제라는 혈자리는 폐 경락의 화혈이다. 이 자리에 금색을 붙이면 폐 경락에 열이 발생되어 열 기운이 강해지고, 백금색을 붙이면 폐 경락에 열 기운이 약해진다. 발목의 해계라는 혈 자리는 위장 경락의 화혈이다. 이 자리에 금색을 붙이면 위장 경락에 열이 발생되어 강해지기 때문에 냉증으로 인한 소화불량 등에 효과를 볼 수 있다. 하지만 입술이 건조하거나, 입술에 물집이 생기거나, 위염, 역류성 식도염 등에는 오히려 증상이 악화되기 때문에 백금색을 붙여야 한다.

즉, 오행자금의 사용에 있어 금색은 허(虛)증에 사용하고, 백금색은 실(實)증에 사용하여야 한다.

오행자금을 사용할 때 명현현상이 일어날 수 있으므로 열이 나거나 통증이 심하면 즉시 뗀다.

01 심장 경락 (손목 1번)

금색 | 자석 N극

심장은 열을 발생시키는 작용을 한다. 열이 모자라서 생기는 여러 증상에 효과적이며 심장 경락의 기운은 아래로 내려가는 기운이다.

이렇게 혈 자리를 찾으세요!

1. 팔목 끝에서 1 cm 가량 안쪽의 라인이 심장 경락이다.
2. 손바닥과 팔목의 경계에서 2 cm 위의 자리가 심장 경락의 첫 번째 혈 자리이다.
3. 첫 번째 자리의 2 cm 위의 자리가 두 번째 자리이다.
4. 그리고 세 번째 자리는 두 번째 자리에서 3 cm 위의 자리이다.

이러한 증상이 나타날 때 오행자금을 심장 경락에 붙이세요

피로, 쇼크, 불안감 등 신경적인 긴장이 있음, 말할 기운이 없음, 기력이 없음, 정신적인 피로감, 쇼크, 신경긴장, 스트레스성 노이로제, 걱정으로 인한 식욕부진, 어수선하고 침착성 결여, 건망증, 불안증, 정신적 피로 상복부에 힘이 없음, 명치에 심한 통증, 가슴이 두근거리기 쉬움, 복벽의 긴장이 강함, 혀에 힘이 없음, 손에서 땀이 배어나옴, 쉽게 지침, 협심증, 심근경색, 설태.

오행자금 금색 (자석 N극) 붙이기

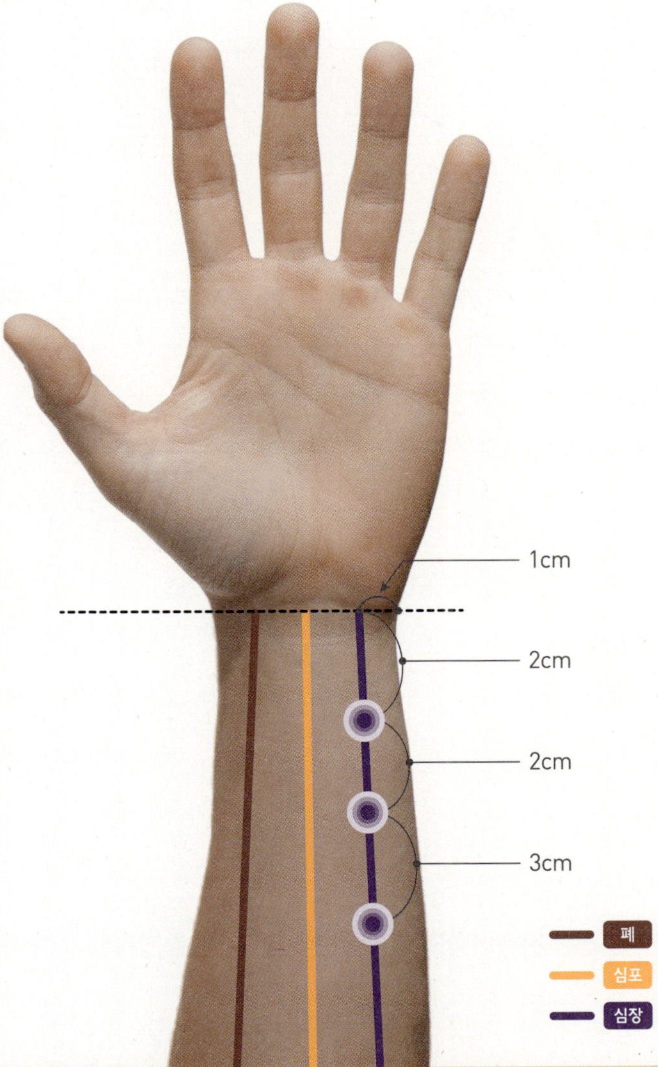

심장 경락의 균형이 맞지 않거나 이상이 있는 경우에는 그림의 첫 번째 자리를 눌렀을 때 통증을 느낄 것이다. 오행자금 금색이나 자석의 N극을 붙이는 것뿐만 아니라 첫 번째 자리는 손으로 눌러 지압하여 풀어주면 효과가 배가 된다.

02 심포 경락 (손목 2번)

금색 | 자석 N극

심포는 따뜻한 기운을 순환시키는 작용을 하며 심포 경락의 기운은 아래로 내려가는 기운이다.

이렇게 혈 자리를 찾으세요!

1. 손목의 한 가운데 지점을 중심으로 팔목을 따라 올라가는 경락이 심포 경락이다.
2. 손바닥과 손목의 경계에서 2 cm 위의 지점이 심포 경락의 첫 번째 자리이다.
3. 첫 번째 자리에서 2 cm 위의 지점이 두 번째 자리이다.
4. 두 번째 자리에서 2 cm 위의 지점이 심포 경락이 세 번째 자리이다.

이러한 증상이 나타날 때 오행자금을 심포 경락에 붙이세요

깊은 잠을 못 자고 가슴이 두근거림, 혈압 이상, 심장 기능 저하, 심장이 두근거리거나 숨이 가쁨, 신경을 쓰면 가슴이 아픔, 심계항진이 심장병과 같음. 혈압이 떨어짐, 전신의 부종이 올 수 있음, 수족이 냉함, 위, 십이지장 궤양이 올 수 있음, 대흉근, 흉골에 압통감이 있음.

오행자금 금색 (자석 N극) 붙이기

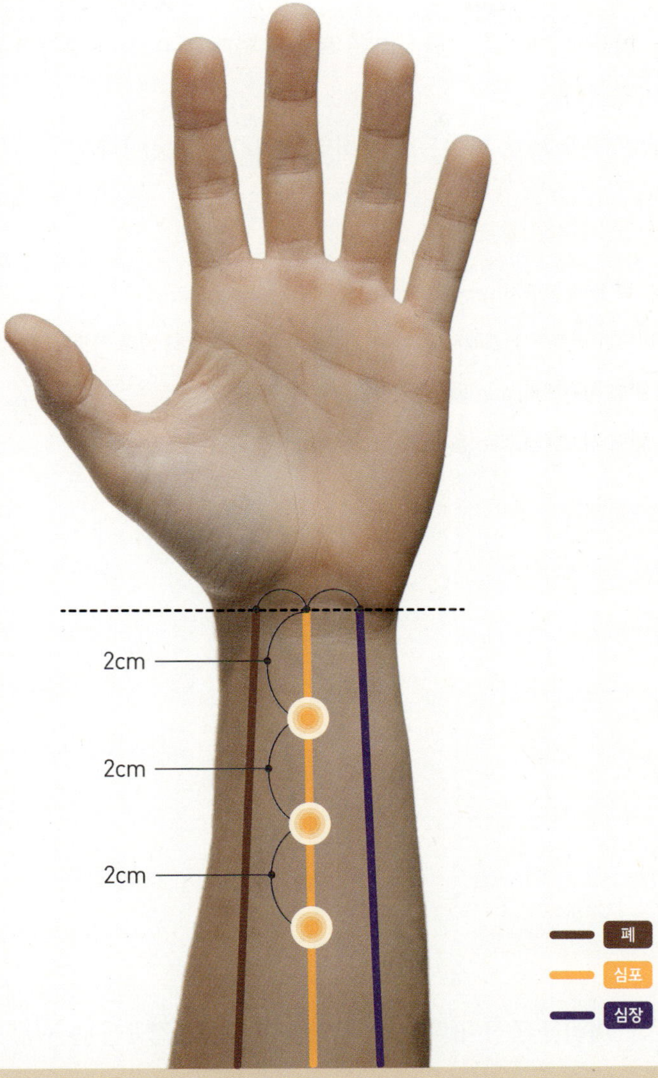

심포 경락의 균형이 맞지 않거나 이상이 있는 경우에는 그림의 첫 번째 자리를 눌렀을 때 통증을 느낄 것이다. 오행자금 금색이나 자석의 N극을 붙이는 것뿐만 아니라 첫 번째 자리는 손으로 눌러 지압하여 풀어주면 효과가 배가 된다.

03 폐 경락 (손목 3번)

금색 | 자석 N극

심포는 따뜻한 기운을 순환시키는 작용을 하며 폐 아래로 경락의 기운은 내려가는 기운이다.
폐 경락은 촉촉한 습을 만들어 아래로 내려가는 기운이다.

이렇게 혈 자리를 찾으세요!

1. 팔목의 왼쪽 끝에서 1cm 가량 떨어져 팔목을 따라 올라가는 자리가 폐 경락이다.
2. 손바닥과 손목의 경계에서 2cm 위의 위치가 폐 경락의 첫 번째 자리이다.
3. 첫 번째 자리에서 2cm 올라간 자리가 두 번째 자리이다.
4. 두 번째 자리에서 3cm 올라간 자리가 폐 경락의 세 번째 자리이다.

이러한 증상이 나타날 때 오행자금을 폐 경락에 붙이세요

안면홍조, 얼굴이 마르고 창백함, 기운이 없고 게으름, 말소리에 힘이 없고 혼자 중얼거림, 지나치게 근심, 걱정이 많음, 사지무력.

오행자금 금색 (자석 N극) 붙이기

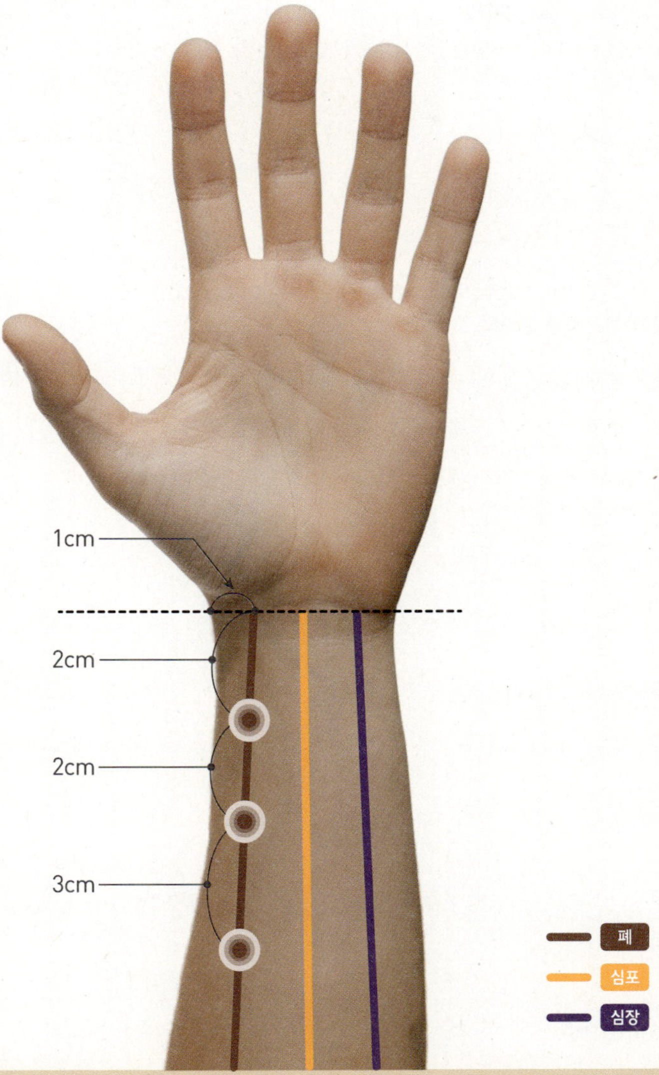

폐 경락의 균형이 맞지 않거나 이상이 있는 경우에는 그림의 첫 번째 자리를 눌렀을 때 통증을 느낄 것이다. 오행자금 금색이나 자석의 N극을 붙이는 것뿐만 아니라 붙인 상태에서 첫 번째 자리를 손으로 눌러 지압하여 풀어주면 효과가 배가 된다.

04 대장 경락 (손목 4번)

금색 | 자석 N극

대장은 건조시키며 배설을 담당하며 경락의 기운은 올라가는 기운이다.

이렇게 혈 자리를 찾으세요!

1. 먼저 손바닥이 얼굴로 향하게 하여 팔꿈치가 굽혀지도록 한 후, 이 상태에서 다음의 설명을 따라 혈자리를 찾는다.
2. 팔목 끝에서 1cm 안쪽으로 들어와 팔목을 따라 올라가는 경락이 대장 경락이다.
3. 손등과 팔등의 경계 지점에서 2cm 위의 자리가 첫 번째 자리이다.
4. 첫 번째 자리에서 2cm 위의 자리가 두 번째 자리이다.
5. 또 두 번째 자리에서 2cm 위의 자리가 세 번째 자리이다.

이러한 증상이 나타날 때 오행자금을 대장 경락에 붙이세요

머리 목 뒤에 종기나 부스럼이 잘 난다. 식은밥 먹을 때 땀을 흘린다. 서혜부림프절염. 귀밑에 딱딱한 망울이 생긴다. 차갑거나 야간에 통증이 심한 목통, 수족냉증, 잇몸에서 피가 나고 잇몸이 시릴 때 혈변, 변비, 대변물통, 배꼽주위가 아프거나 딴딴함, 허리가 끊어질 듯 아프고 오래 서 있거나 오래 걷지 못한다. 피부가 건조하고 거칠다.

오행자금 금색 (자석 N극) 붙이기

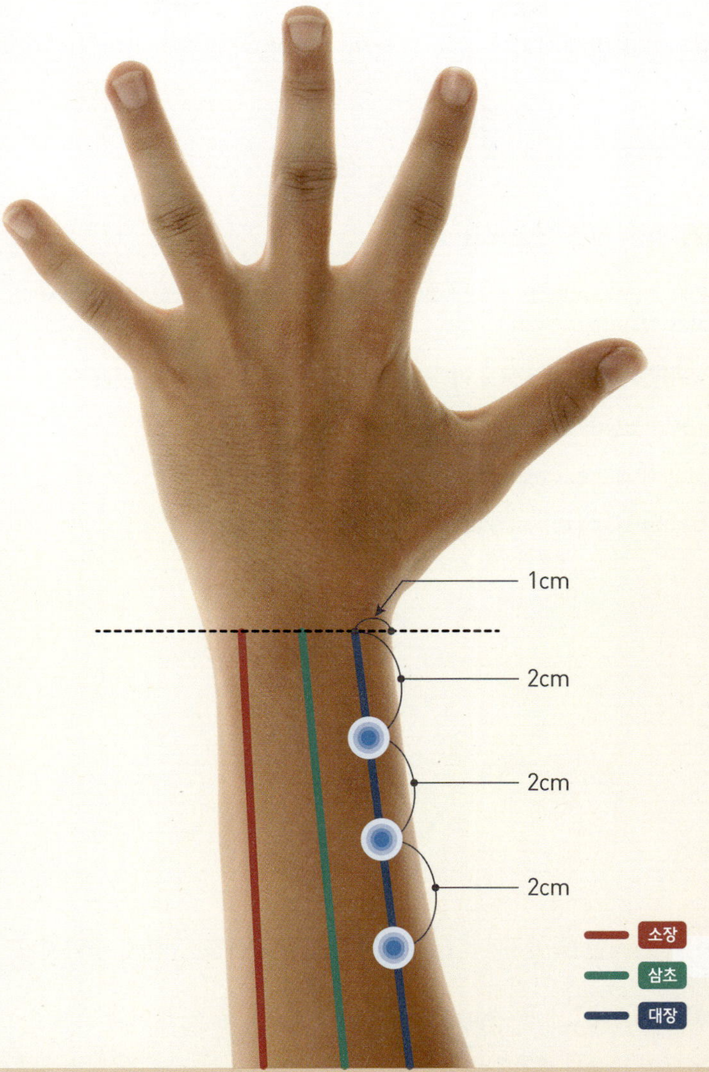

대장 경락의 균형이 맞지 않거나 이상이 있는 경우에는 그림의 첫 번째 자리를 눌렀을 때 통증을 느낄 것이다. 오행자금 금색이나 자석의 N극을 붙이는 것뿐만 아니라 붙인 상태에서 첫 번째 자리를 손으로 눌러 지압하여 풀어주면 효과가 배가 된다.

05 삼초 경락 (손목 5번)

금색 | 자석 N극

삼초는 열을 발생시키며 삼초 경락의 기운은 위로 올라가는 기운이다.

이렇게 혈 자리를 찾으세요!

1. 먼저 손바닥이 얼굴로 향하게 하여 팔꿈치가 굽혀지도록 한 후, 이 상태에서 다음의 설명을 따라 혈자리를 찾는다.
2. 팔목의 정중앙에서 팔목을 따라 올라가는 자리를 삼초 경락이라고 부른다.
3. 손등과 팔등의 경계에서 2cm 올라간 자리가 첫 번째 자리이다.
4. 첫 번째 자리에서 2cm 올라간 자리가 두 번째 자리이다.
5. 두 번째 자리에서 3cm 올라간 자리가 세 번째 자리이다.

이러한 증상이 나타날 때 오행자금을 삼초 경락에 붙이세요

머리가 무거움, 피부, 점막이 약함, 알레르기 체질, 두통, 이명, 현기증, 감각이 둔함, 더위, 추위나 습기에 예민하게 반응함, 피로를 많이 느낌, 점막, 림프액 계통이 약함, 경부 림프선이 부음, 감기에 걸리기 쉬움, 혈압 이상으로 변동이 심함, 후두부와 손이 저린 감이 있음.

오행자금 금색 (자석 N극) 붙이기

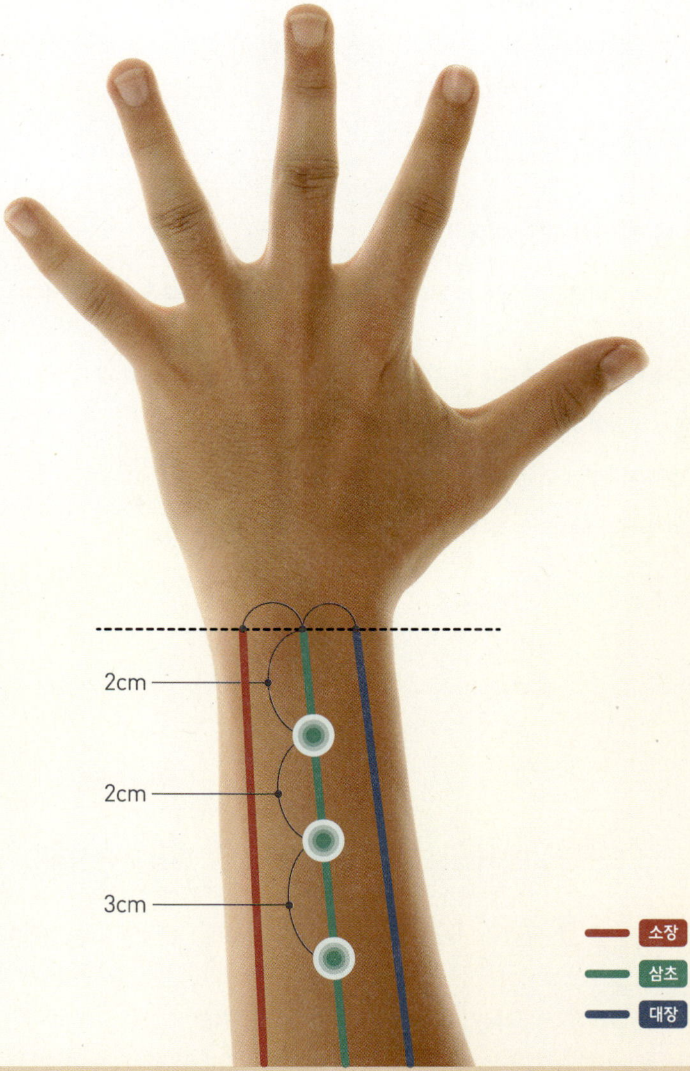

삼초 경락의 균형이 맞지 않거나 이상이 있는 경우에는 그림의 첫 번째 자리를 눌렀을 때 통증을 느낄 것이다. 오행자금 금색이나 자석의 N극을 붙이는 것뿐만 아니라 붙인 상태에서 첫 번째 자리를 손으로 눌러 지압하여 풀어주면 효과가 배가 된다.

06 소장 경락 (손목 6번)

금색 | 자석 N극

소장은 따뜻하게 하는 작용을 하며 소장 경락의 기운은 위로 올라가는 기운이다.

이렇게 혈 자리를 찾으세요!

1. 먼저 손바닥이 얼굴로 향하게 하여 팔꿈치가 굽혀지도록 한 후, 이 상태에서 다음의 설명을 따라 혈자리를 찾는다.
2. 제일 끝에서 1cm 안쪽에서 팔목을 따라 올라가는 자리가 소장 경락이다.
3. 손등과 팔등의 경계에서 2cm 올라간 지점이 첫 번째 자리이다.
4. 첫 번째 자리에서 2cm 올라간 지점이 두 번째 자리이다.
5. 두 번째 자리에서 2cm 올라간 지점이 세 번째 자리이다

이러한 증상이 나타날 때 오행자금을 소장 경락에 붙이세요

영양 흡수가 나쁨, 현기증, 요통, 월경 불순, 피로가 심함, 신경을 쓰는 것이 많으나 참을성이 많고 모든 것을 억제하려 함, 고민이 많고 무엇인가 하려는 의지가 강하나 조그만 자극에도 충격이 강함, 영양상태가 나빠 빈혈이 있음. 하반신에 울혈이 있어 다리와 허리가 냉함, 하반신에 힘이 없고 다리가 무거움, 산후 어혈이 문제가 될 수 있음, 맹장염이 오기 쉬움, 변비, 횡격막 통증 유발, 난청, 월경불순, 난소통이 옴, 하퇴 내측에 통증, 편두통, 특히 귀 뒤편이 아픔.

오행자금 금색 (자석 N극) 붙이기

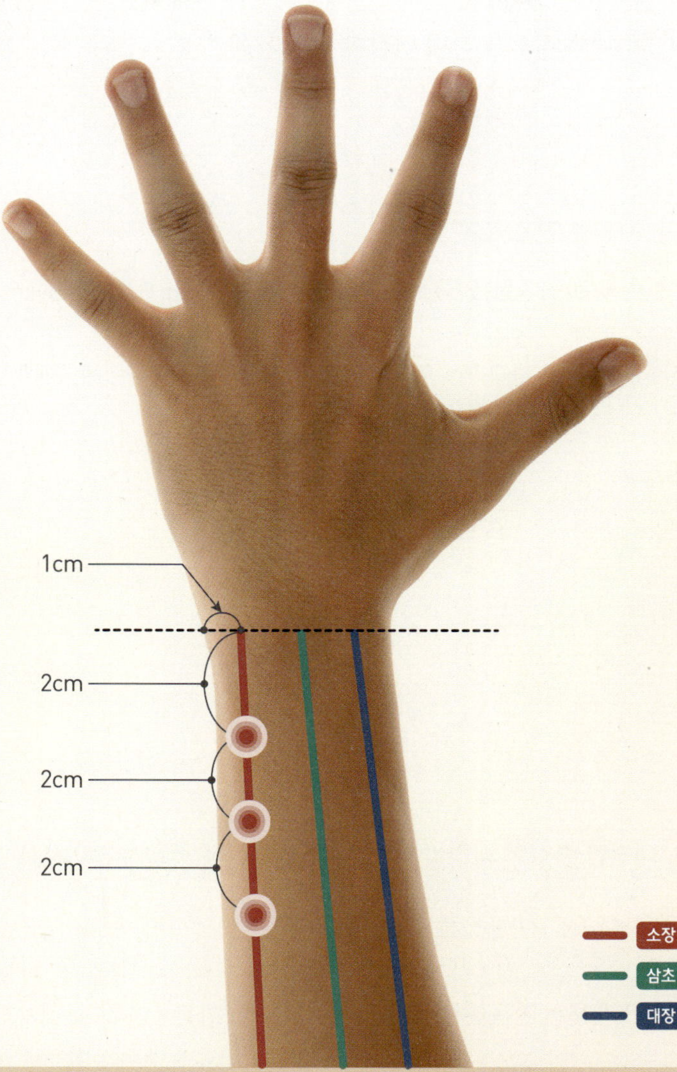

소장 경락의 균형이 맞지 않거나 이상이 있는 경우에는 그림의 첫 번째 자리를 눌렀을 때 통증을 느낄 것이다. 오행자금 금색이나 자석의 N극을 붙이는 것뿐만 아니라 붙인 상태에서 첫 번째 자리를 손으로 눌러 지압하여 풀어주면 효과가 배가 된다.

07 신장 경락 (발목 1번)

금색 | 자석 N극

신장은 열을 내는 작용을 하며 신장 경락의 기운은 위로 올라가는 기운이다.

이렇게 혈 자리를 찾으세요!

① 발목 안쪽 복숭아뼈 중심점에서 2cm 뒤쪽, 발목 끝에서는 1cm 안쪽의 지점이 두 번째 자리이다.

② 그 지점을 중심으로 위로 3cm, 아래로 3cm되는 지점이 신장 경락의 세 번째와 첫 번째 자리가 된다.

이러한 증상이 나타날 때 오행자금을 신장 경락에 붙이세요

불안하고 끈기와 패기가 없음, 요통, 피로감이 있고 발바닥이 차가움, 불안감이 강하고 침착성이 없음, 신경질적, 의욕, 적극성 감퇴, 놀라거나 무서워함. 가정적 스트레스, 생기 부족, 몸을 움직이기 싫어함, 심신과로, 안색이 거무스름해지고 무광택, 피부에 탄력이 없고 부음, 소변을 자주 보거나 지림, 제3요추의 함몰에 의한 요통, 내분비의 실조로 성 기능 감퇴, 수면 부족, 입 안이 씀, 발목에 힘이 없어 잘 넘어짐, 이명증, 불면, 건망증 수반, 해수, 천식 발생.

오행자금 금색 (자석 N극) 붙이기

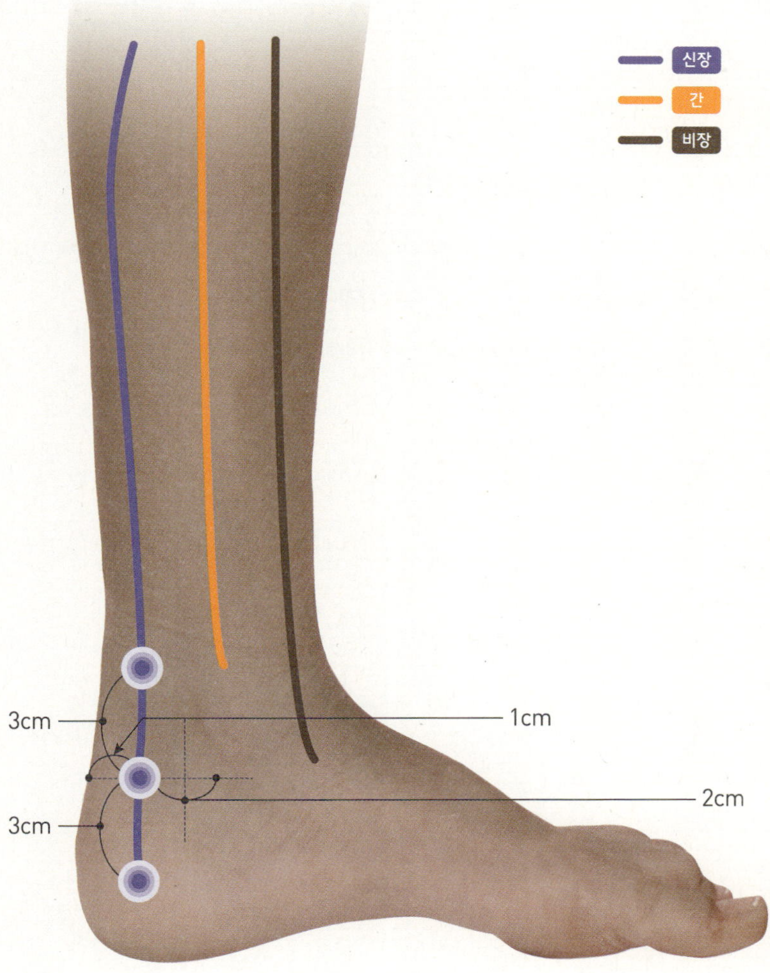

신장 경락의 균형이 맞지 않거나 이상이 있는 경우에는 그림의 첫 번째 자리를 눌렀을 때 통증을 느낄 것이다. 오행자금 금색이나 자석의 N극을 붙이는 것뿐만 아니라 붙인 상태에서 첫 번째 자리를 손으로 눌러 지압하여 풀어주면 효과가 배가 된다.

08 간 경락 (발목 2번)

금색 | 자석 N극

간장은 순환시키는 작용을 하며 간 경락의 기운은 위로 올라가는 기운이다.

이렇게 혈 자리를 찾으세요!

1. 발목 안쪽의 복숭아뼈 중심이 되는 지점에서 3cm 올라간 자리가 간 경락의 첫 번째 자리이다.
2. 첫 번째 자리에서 3cm 위의 자리가 두 번째 자리이다.
3. 두 번째 자리에서 3cm 위의 자리가 세 번째 자리이다.

이러한 증상이 나타날 때 오행자금을 간 경락에 붙이세요

전신피로, 정력감퇴, 간기능 저하, 식욕부진, 심신과로, 기력이 없음, 초조감, 순간적으로 화를 잘 내고 신경질이 많음, 힘이 없고 현기증이 남, 실패하기 쉬움, 시력감퇴, 정력감퇴, 성생활 불능, 미열, 불면, 밤눈이 어두움, 인후건조, 근육경련.

오행자금 금색 (자석 N극) 붙이기

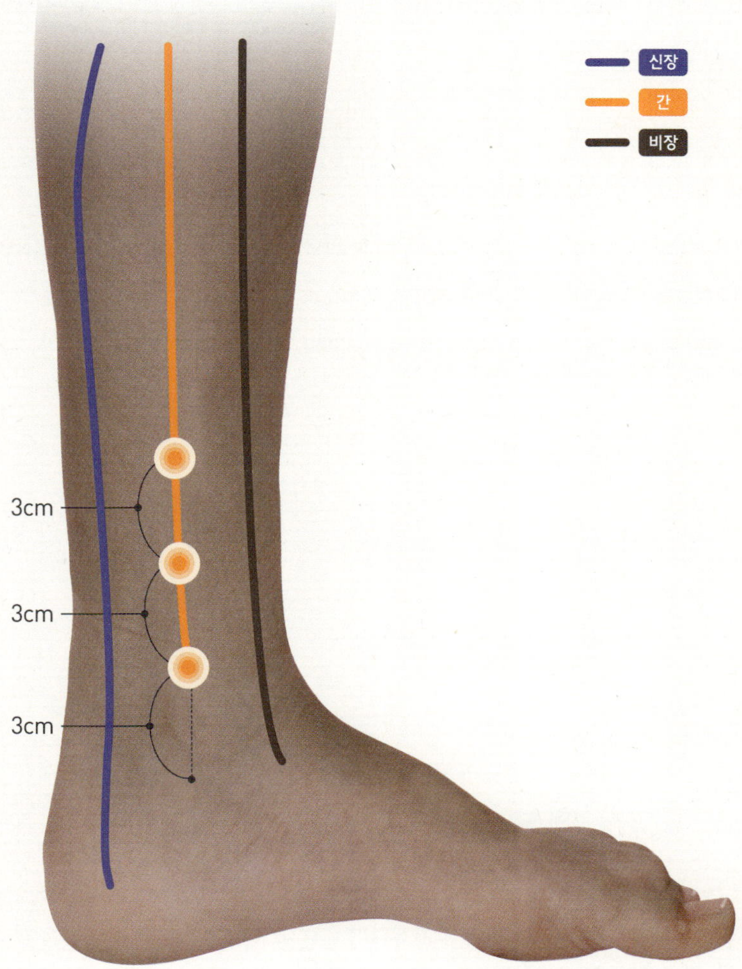

간 경락의 균형이 맞지 않거나 이상이 있는 경우에는 그림의 첫 번째 자리를 눌렀을 때 통증을 느낄 것이다. 오행자금 금색이나 자석의 N극을 붙이는 것뿐만 아니라 붙인 상태에서 첫 번째 자리를 손으로 눌러 지압하여 풀어주면 효과가 배가 된다.

09 비장 경락 (발목 3번)

금색 자석 N극

비장은 습을 만드는 작용을 하며 비장 경락의 기운은 위로 올라가는 기운이다.

이렇게 혈 자리를 찾으세요!

1. 안쪽 복숭아뼈의 바깥쪽과 아래쪽이 직각으로 만나는 점이 비장 경락의 첫 번째 자리이다.
2. 그 지점에서 4cm 위의 자리가 두 번째 자리이다.
3. 두 번째 자리의 3cm 위의 자리가 세 번째 자리이다.

이러한 증상이 나타날 때 오행자금을 비장 경락에 붙이세요

동작이 둔함, 소화불량, 복부팽만, 복통, 입마름, 슬관절통, 생각이 많음, 만사에 예민함, 불안하고 침착성 없음, 배가 허전하여 무턱대고 먹으려듦, 기분내키는 대로 표현, 머리만 사용, 기억력 감퇴, 졸림, 모든 일에 맥락이 없음, 위액의 분비가 나쁘고 빈혈, 타액이 적어 입이 잘 달라붙음, 입안이 쓰고 갈증, 물이 없으면 식사를 할 수 없음, 안색이 황색에서 흑색으로 점차 변함. 생기 없음, 운동부족으로 몸이 둔함, 하지 전면이 냉해짐, 등과 배에 통증이 올 수 있음.

오행자금 금색 (자석 N극) 붙이기

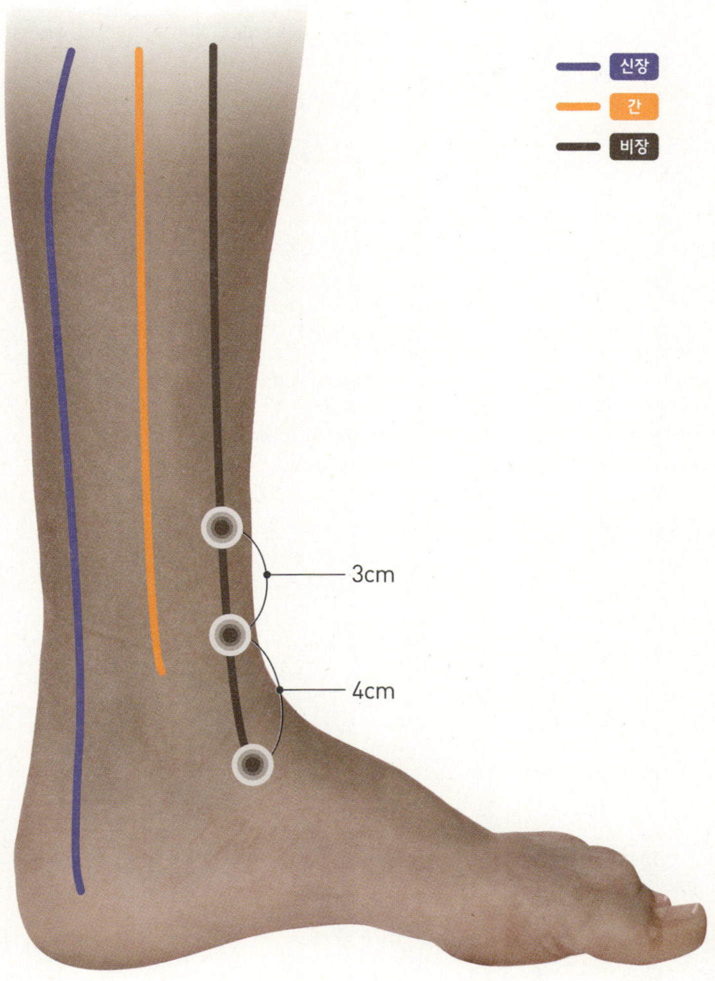

비장 경락의 균형이 맞지 않거나 이상이 있는 경우에는 그림의 첫 번째 자리를 눌렀을 때 통증을 느낄 것이다. 오행자금 금색이나 자석의 N극을 붙이는 것뿐만 아니라 붙인 상태에서 첫 번째 자리를 손으로 눌러 지압하여 풀어주면 효과가 배가 된다.

10 위장 경락 (발목 4번)

금색 | 자석 N극

위장은 건조시키는 작용을 하며 위장 경락의 기운은 아래로 내려가는 기운이다.

이렇게 찾으세요!

1. 바깥쪽 복숭아뼈의 가장자리와 정강이 사이의 정중앙에서 정강이를 따라 올라가는 자리가 위장 경락이다.
2. 복숭아뼈의 가장 아래쪽에서 2cm 위, 움푹 들어간 자리가 첫 번째 자리이다.
3. 첫 번째 자리에서 4cm 위의 자리가 두 번째 자리이다.
4. 두 번째 자리에서 4cm 위의 자리가 세 번째 자리이다.

이러한 증상이 나타날 때 오행자금을 위장 경락에 붙이세요

식욕이 없음, 빈혈, 눕기를 좋아함, 따뜻한 것이나 부드러운 것을 좋아함, 기분에 따라 식욕이 좌우되기 쉬움, 식사 시간이 불규칙함, 위가 약하여 위하수로 변할 수 있음, 식욕이 없어도 먹으면 먹을 수 있음, 위장이 차가워짐. 하품이 자주 나옴, 다리가 무거워 조금만 걸어도 지침, 코가 막히는 축농증이 올 수 있음, 신체의 전면이 냉하고 근육에 힘이 없음.

오행자금 금색 (자석 N극) 붙이기

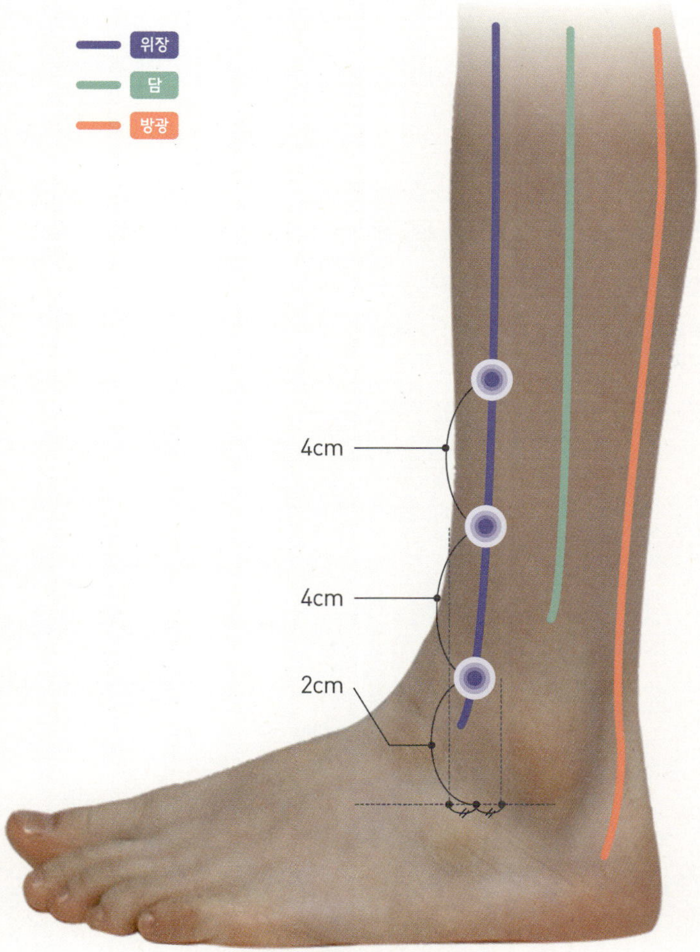

위장 경락의 균형이 맞지 않거나 이상이 있는 경우에는 그림의 첫 번째 자리를 눌렀을 때 통증을 느낄 것이다. 오행자금 금색이나 자석의 N극을 붙이는 것뿐만 아니라 붙인 상태에서 첫 번째 자리를 손으로 눌러 지압하여 풀어주면 효과가 배가 된다.

11 담 경락 (발목 5번)

금색 | 자석 N극

담은 열과 관계가 깊으며 담 경락의 기운은 아래로 내려가는 기운이다.

이렇게 찾으세요!

1. 바깥쪽 복숭아뼈의 한가운데에서 4cm 올라간 지점이 담 경락의 첫 번째 자리이다.
2. 첫 번째 자리에서 4cm 위의 자리가 두 번째 자리이다.
3. 두 번째 자리에서 4cm 위의 자리가 세 번째 자리이다.

이러한 증상이 나타날 때 오행자금을 담 경락에 붙이세요

겁이 많음, 눈이 잘 안 보이고 깊은 잠을 못 잠, 지방질 소화가 불량, 곪기 쉬움, 신경이 예민하여 깜짝 놀라기를 잘함(담력이 없음), 숙면을 취할 수 없음, 잠이 얕음, 모든 일에 지쳐서 의욕이 없음, 피곤이 쌓여 있음, 시력이 약해지고 눈곱이 낌, 담즙이 적게 분비되며, 지방소화가 나쁘고 설사나 변비가됨, 살이 많이 찜.

오행자금 금색 (자석 N극) 붙이기

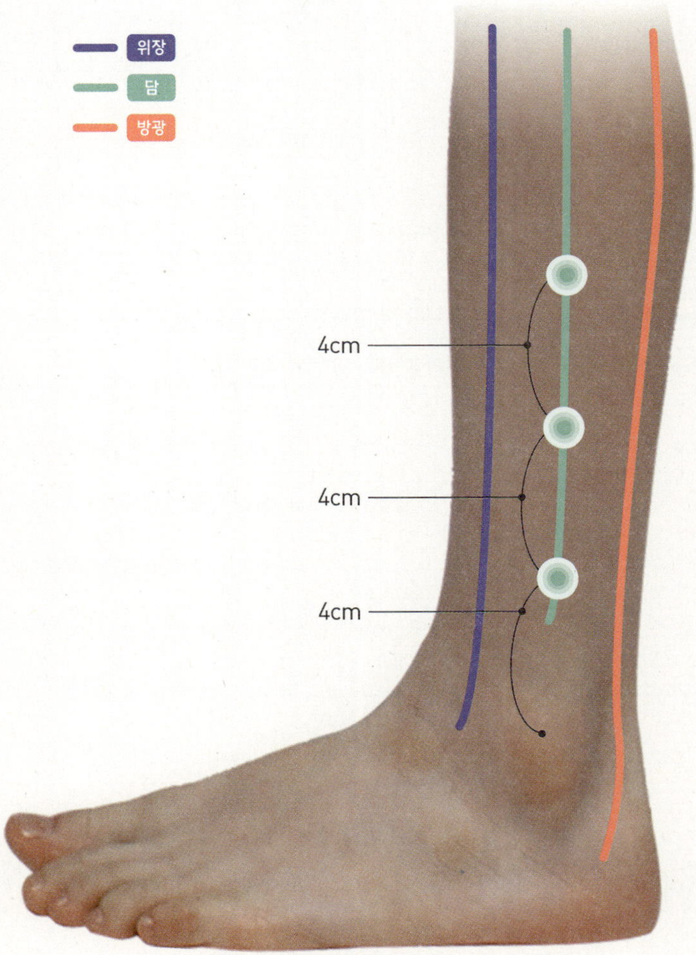

담 경락의 균형이 맞지 않거나 이상이 있는 경우에는 그림의 첫 번째 자리를 눌렀을 때 통증을 느낄 것이다. 오행자금 금색이나 자석의 N극을 붙이는 것뿐만 아니라 붙인 상태에서 첫 번째 자리를 손으로 눌러 지압하여 풀어주면 효과가 배가 된다.

12 방광 경락 (발목 6번)

금색 | 자석 N극

방광은 차가운 기운을 발생하는 작용을 하며 방광 경락의 기운은 아래로 내려가는 기운이다.

이렇게 혈 자리를 찾으세요!

1. 바깥쪽 복숭아뼈의 젤 위와 뒤쪽이 직각으로 만나는 점에서 2cm 가량 뒤의 자리가 방광 경락의 두 번째 자리이다.
2. 두 번째 자리에서 4cm 아래의 지점이 첫 번째 자리이다.
3. 두 번째 자리를 중심으로 4cm 위의 지점이 세 번째 자리이다.

이러한 증상이 나타날 때 오행자금을 방광 경락에 붙이세요

신경 예민, 노이로제, 자율신경 실조냉증, 자궁, 방광이 나쁘고 , 하지가 나른함, 끙끙 앓거나 잘 놀라고 무서워함, 식은땀을 흘림, 코의 상태가 나쁨, 눈이 뻑뻑하고 후두에 통증, 냉증이 있고 소변이 적거나 불통함, 하복부에서 하지까지 냉함, 제5요추의 함몰로 인한 통증이 있을 수 있음, 자궁의 기능장애 발생, 방광염, 잔뇨현상.

오행자금 금색 (자석 N극) 붙이기

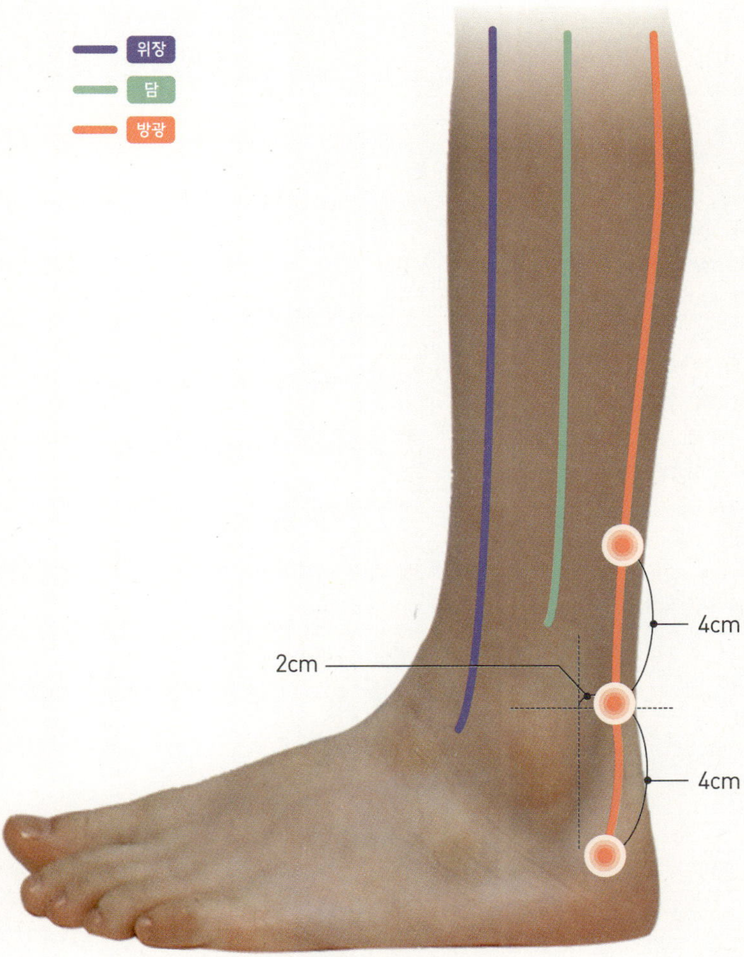

방광 경락의 균형이 맞지 않거나 이상이 있는 경우에는 그림의 첫 번째 자리를 눌렀을 때 통증을 느낄 것이다. 오행자금 금색이나 자석의 N극을 붙이는 것뿐만 아니라 붙인 상태에서 첫 번째 자리를 손으로 눌러 지압하여 풀어주면 효과가 배가 된다.

찾아보기 INDEX